Tragic Memories in Human History

战疫

人类历史上的悲壮记忆

中共北京市委党史研究室
北京市地方志编纂委员会办公室 编

北京出版集团
北京出版社

图书在版编目（CIP）数据

战疫：人类历史上的悲壮记忆／中共北京市委党史研究室，北京市地方志编纂委员会办公室编. — 北京：北京出版社，2020.7

ISBN 978－7－200－15673－7

Ⅰ. ①战… Ⅱ. ①中… ②北… Ⅲ. ①瘟疫—医学史—世界 Ⅳ. ①R51－091

中国版本图书馆 CIP 数据核字（2020）第 137129 号

战　疫

人类历史上的悲壮记忆

ZHAN YI

中 共 北 京 市 委 党 史 研 究 室

北京市地方志编纂委员会办公室　编

*

北 京 出 版 集 团　出版

北 京 出 版 社

（北京北三环中路 6 号）

邮政编码：100120

网　　　址：www . bph . com . cn

北 京 出 版 集 团 总 发 行

新 华 书 店 经 销

北 京 华 联 印 刷 有 限 公 司 印 刷

*

787 毫米×1092 毫米　　16 开本　　20.75 印张　　229 千字

2020 年 7 月第 1 版　　2020 年 7 月第 1 次印刷

ISBN 978－7－200－15673－7

定价：57.00 元

如有印装质量问题，由本社负责调换

质量监督电话：010－58572393

前言
QIANYAN

在人类漫长的发展史上，瘟疫就像幽灵一样与我们如影随形，给人们的健康与生命带来巨大的伤害，甚至影响了历史的发展进程。尽管遭受到一波又一波瘟疫的摧残，但人类的意志始终没有被征服，抗争的脚步始终没有停歇。从某种意义上说，人类文明发展史也是不断与疫病做斗争的历史。

从中国历史上看，有文字记载的瘟疫数不胜数。东汉末年大瘟疫造成数千万人口减少；明万历年间鼠疫引起数百万人死亡；近代以来，天花、鼠疫、霍乱、血吸虫等传染病肆虐流行，给中国人民带来深重灾难，深刻影响了政治经济社会发展。

从世界历史上看，瘟疫持续不断地流行，造成大量人口死亡，有的甚至改变了历史走向。14世纪，黑死病在欧洲大流行，造成全欧洲约1/3人口丧生，令中世纪的欧洲变得满目疮痍，陷入黑暗境地；19世纪，霍乱在各大洲肆虐，使诸多国家国力受损，成为让人闻之色变的"世界病"；1918年大流感席卷全世界，感染5亿多人，导致至少2000万人丧生，加速了第一次世界大战的结束……

瘟疫是全人类共同的敌人，必须给予高度警惕。人类在与瘟疫的抗争中，深刻总结经验教训，广泛凝聚智慧力量，不断推进科学技术的发展和公共卫生体制的变革，在灾难中成长，从灾难中奋起。

在这个过程中，留下了一桩桩惊心动魄、感天动地的历史故事，涌现出一个个不屈不挠、舍己救人的抗疫勇士，丰富了人类对瘟疫的认识，增强了人类战胜瘟疫的信心和勇气。更重要的是，中华民族在与瘟疫抗争的过程中，锻造了迎难而上、自强不息的精神，培育了坚忍不拔、不畏艰险的性格，成为激励中华儿女顽强拼搏、不断前进的强大动力。

读史使人明智，鉴古方能知今。当前，传染性疾病已经成为全世界、全人类面临的重大危机之一。我们搜集整理了人类历史上近70个战疫故事，以期为人们从抗击疫病的历史中汲取智慧、凝聚斗志，坚定信心、同舟共济，时刻防范卫生健康领域重大风险提供有益的参考和借鉴。

目录

国内篇 *GuoNei Pian*

国外篇 GuoWai Pian

国内篇

/ GuoNei Pian /

东汉末年大瘟疫

"白骨露于野，千里无鸡鸣。生民百遗一，念之断人肠。"曹操这首沉郁悲凉的《蒿里行》，既是对东汉末年兵连祸结、哀鸿遍野的真实写照，也是对当时瘟疫肆虐、民不聊生的生动记录，表达了作者对百姓的同情和对国事的担忧。

瘟疫连绵无绝期

瘟疫与人类社会的发展如影随形。自夏商开始，历朝历代都有对瘟疫的记载。秦汉时期，随着社会经济进一步发展，人口密度增大，疫病的流行变得更加频繁，传播的速度和范围也更快更广，史书记载的疫情明显增多。西汉王朝，几乎每个皇帝在位期间都有大的疫病流行。如汉宣帝元康二年（前64年）五月诏曰："今天下频被疾疫之灾。"

及至东汉，疫病流行更为多见。东汉末年短短30年间，瘟疫更是连年不断，有明确记载的全国性大瘟疫就有12次，死者无以计数。建安九年至建安二十四年（204年至219年），瘟疫流行达到高峰。曹植在《说疫气》中这样描述："建安二十二年，疠气流行，家家有僵尸之痛，室室有号泣之哀。或阖门而殪，或覆族而丧。"

当时，王朝的各级地方官不断接到大量的死亡病例报告，很多家庭门殚户尽，有的村庄甚至无一幸免。接到上报的地方官不敢怠慢，赶紧上报朝廷，但结果让他们大失所望。忙于征战的朝廷无暇顾及百姓生死，瘟疫还是持续大流行。

面对可怕的瘟疫，当时的人们几乎是束手无策。一些老百姓在恐慌中四处逃难，养尊处优的上层人士也同样难逃厄运。著名的"建安七子"中，魏太子曹丕的好友徐干、陈琳、应玚及刘桢4人，皆在建安二十二年（217年）感染疫病去世，以致他在218年给朋友吴质的信中大放悲声："昔年疾疫，亲故多离其灾，徐、陈、应、刘，一时俱逝，痛可言邪！""建安七子"之中，曹丕的另一位好友王粲，也是在这一年染疫身亡。不同的是，王粲是在行军途中染病而死的，《魏书》记载："建安二十一年，从征吴。二十二年春，道病卒，时年四十一。"

尚无定论的"伤寒"

东汉末年时，人们把瘟疫称作"伤寒"。据史料记载，得了伤寒的患者"往往会高热致喘，气绝而死；有些患者有血斑瘀块"。这里的"伤寒"与我们现代所说的伤寒并非一个概念。东汉时期的"伤寒"是一切外感病的总称，包括霍乱、痢疾、肺炎、流行性感冒等急性传染病，而不是现代意义上由伤寒杆菌引起的急性肠道传染病。

东汉末年的瘟疫究竟因何而起，至今没有定论。

现代研究学者大多认为，物候变迁可能是瘟疫发生的重要原因之一。《黄帝内经》《吕氏春秋》等古籍都曾提出过类似观点。成书于西汉时期的《礼记》曾明确指出："季春行夏令，则民多疾疫。"著名历史学家司马迁在《史记》中，也将疫情与天体运行导致气候变化联系起来，称"寒暑，天地之气也，若寒暑不时，则民多疾疫也"。现代气象学家竺可桢所揭示的我国古代气候变迁波动状况显示，东汉末年恰好处于第二个气候大波动期，因此也成为历史上自然灾害频发的阶段。

不过，也有一些研究学者认为，当时流行的"伤寒"，很可能是两种与啮齿类动物有关的烈性传染病：鼠疫和流行性出血热，后者的可能性更大。所谓流行性出血热，又称病毒性出血热，是一种由动物性虫媒病毒引起的传染病，它以高热、出血（身体有出血斑点）和休克为主要临床特征，病死率相当高。这些特征，与东汉末年瘟疫患者的症状很相似。

瘟疫的社会影响

东汉末年大瘟疫，给百姓带来巨大灾难，对中国社会历史的发展也产生了极其深远的影响。

瘟疫导致社会人口大量减少，劳动力大量减员，对以农耕为主的社会造成严重冲击。南朝历史学家裴松之曾说，这场瘟疫"自中原酷乱，至于建安，数十年间生民殆尽。比至小康，皆百死之余耳"。东汉末年名医张仲景曾悲痛地回忆：家族本来人口众多，达

200余人，不到10年的瘟疫流行，有2/3的人口死去了，七成死于伤寒。

瘟疫暴发前的汉桓帝永寿三年（157年），全国人口为5650万；经历大规模瘟疫之后，至晋武帝太康元年（280年），全国人口仅存1600余万。战乱固然导致大量人口减少，但如此恐怖的"断崖式"下降，很大可能是瘟疫所致。

东汉末年，政治腐败、战事频仍，瘟疫的流行更是雪上加霜。陷入困境的百姓遂揭竿而起。183年，张角、张宝、张梁三兄弟趁民间大疫流行，宣称"苍天已死，黄天当立，岁在甲子，天下大吉"，发起著名的"黄巾起义"。为镇压起义，朝廷不得不给予地方更多的军事权力，从而为东汉的国力衰落、军阀割据埋下伏笔。

东汉末年的战乱和瘟疫，让人们产生朝不保夕的忧惧心理。在这种社会心理影响下，文人词作多慨叹人生苦短，抒发生死无常的空旷和悲凉。如王粲在《七哀》诗中写道："出门无所见，白骨蔽平原……南登霸陵岸，回首望长安，悟彼下泉人，喟然伤心肝。"《古诗十九首》中"生年不满百，常怀千岁忧""人生忽如寄，寿无金石固"等词句，字里行间充满对人生的无奈和死亡的伤感。许多历史学家分析，这种文化现象与当时的社会动荡不安有关，更是人类在瘟疫面前无助的表现。

（执笔：武凌君）

疫病影响下的赤壁之战

　　三国时期的赤壁之战，孙权、刘备以5万联军大败拥兵20万的曹操，成为中国历史上以弱胜强、以少胜多的经典战役。此次战役，志在必得的曹操，为何以数倍兵力败走赤壁？史家研究认为，疫病的影响不容忽视。

三分天下的重要一战

　　东汉建安十三年（208年），曹操和孙权、刘备在今湖北江陵与汉口间的长江沿岸，展开战略决战，这就是三国时期三大战役中最为著名的一场，史称"赤壁之战"。

　　战役的缘起，是曹操打赢了同样一场重要战役——官渡之战。在那场战役中，曹操击败拥有10倍兵力的袁绍，统一了北方。随后，曹操拿下荆州，继续率大军南下。刘备在诸葛亮的建议下与东吴孙权结盟，共同抵御曹操的进攻。据史书记载，战役以大都督周瑜为主、诸葛亮为辅，开展了一系列与曹操斗智斗勇的故事：诸葛亮借东风、周瑜打黄盖……最终凭借天时、地利、人和，战胜了具有优势兵力的曹操大军。

赤壁之战扭转了整个战局，加速了三国鼎立局面的形成，也为周瑜、诸葛亮等三国将士留下美名，直到今天仍传诵着"羽扇纶巾，谈笑间，樯橹灰飞烟灭"的豪迈诗句。

曹操失利的疫病因素

赤壁之战开始之前，双方兵力相较悬殊，很多人都未料到拥有优势兵力的曹操会败北。究其战败原因，可谓众说纷纭。

众多专家学者给出几个方面原因：其一，曹操在刚刚攻克荆州、尚未立稳根基的情况下进攻东吴，过于自负轻信，又误中连环计，杀了自己的水军统领，故军心不稳。其二，曹操手下的士兵多是北方人士，不善水战，战斗力大减。其三，孙权、刘备联盟后实力大增，有了与曹操对抗的基本实力。

除上述原因外，有专家学者认为曹操之所以失败，还有一个更重要的原因，那就是疫病。

《资治通鉴》记载："时操军众，已有疾疫。初一交战，操军不利，引次江北。"也就是说，曹操从北方带来的士兵人数众多，到达南方时因水土不服已有疫病发生。瘟疫在军中蔓延，很大程度上影响了曹军的战斗力。

有关曹军染疫之事，《资治通鉴》并非孤证，《三国志》中也有类似说法："公至赤壁，与备战，不利。于是大疫，吏士多死者，乃引军还。"

只是《资治通鉴》说的是"已有疾疫",《三国志》中"于是大疫",后者比前者所描述的疫情更为严重,直接造成"吏士多死者",对曹军非常不利,最终导致曹操退兵。

《三国志》中还有一则记述,是曹操给孙权的书信:"赤壁之役,值有疾病,孤烧船自退,横使周瑜虚获此名。"信中,曹操说火是他自己下令放的,烧船撤退的原因在于曹军遭到疾病袭击。赤壁之火,无论是孙刘联军所放,还是曹操所言自行烧船,都有一个基本的事实存在:大军有疫情。

诸多史料都记载这是一场大疫,并非无足轻重。赤壁之战发生在建安十三年(208年),正是东汉末年瘟疫大流行时期。可见,疫病是曹军兵败赤壁的一个重要原因。

曹军感染何种疫病

当年发生在曹军的大疫究竟是什么疫病,没有具体文字留下来。现在有学者对当时的疫病种类进行了推测。

有人说是急性血吸虫病。这种观点认为,马王堆西汉墓女尸肠壁和肝脏组织中发现血吸虫虫卵,说明血吸虫病在我国很早就开始流行。赤壁战场是血吸虫病的严重流行区,即使到现代也有一些当地居民染病。赤壁之战的时间与血吸虫病的易感季节也很相符。赤壁之战发生在冬天,集结部队、训练水军则是在秋天,恰是血吸虫病的易感季节。人被血吸虫感染,一个多月以后才会出现典型的急性期症状。如此,曹军的训练时间、作战时间恰好与血吸虫的感染时间和发病时间吻合,即曹军在秋天感染后陆续发病,至冬天赤壁决战时已是疲病交加。疫情对孙刘联军影响不大，是因为他们长期在疫区生活，经常接触疫水，小量反复感染后多表现为慢性血吸虫病，也没有明显症状，所以短期内不至于影响战斗力。

也有人推测当时流行的是疟疾，因为疟疾也是长江流域的常见病，每年自 4 月前后开始传播直至 10 月。曹军南下，遍走武当山、荆山，进入湖泊沼泽众多的江汉平原，恰好是疟疾的流行区域和传播时期。当时曹操实行急行军，以致官兵疲乏、抵抗力差，进入湖北后很有可能感染疟疾。经反复传播在军中流行，终致有的人病重，有的人死亡。

且不说是哪一种疫病，有一点是可以肯定的，赤壁之战曹军发生的疫病，是中国历史上传染病的一次局部流行，在很大程度上使这场战役胜负的天平发生了倾斜。

（执笔：武凌君）

经方大师张仲景

东汉建安初年，长沙城瘟疫肆虐，染病百姓越来越多。令人奇怪的是，许多百姓在太守衙门前排起了长龙，排队并不是为了太守升堂断案，而是期盼太守坐堂行医。这位坐堂行医的太守是谁呢？他就是创作医学巨著《伤寒杂病论》、被后人尊为"医圣"的张仲景。

以身试药救村民

张仲景出生在河南南阳一个官宦家庭，父亲张宗汉曾在朝廷做官，家里有很多藏书。张仲景从小就阅读了许多典籍，尤爱研读医学书籍。

张仲景有位远亲叫张伯祖，对医学有深入研究，在南阳宛城开了家药铺，是远近闻名的医生。张仲景12岁那年，父亲病故，家道中落，不得已来到宛城，跪求张伯祖收他为徒。张伯祖没有答应，认为他应该好好读书、求取功名。张仲景无意仕途，返家后仍孜孜不倦地研读医书，用心收集大量土方、单方，还四处拜访名医，矢志从医。

两年后的秋天，一场瘟疫在宛城四周蔓延，灾难波及张仲景生活的村子，他母亲也不幸染上瘟疫。老族长派人去宛城请张伯祖回乡救人，而此时的宛城同样瘟疫流行，病人挤满了药铺，张伯祖分身乏术。眼看村里人不断病倒死去，在医道方面已初有见地的张仲景很是着急。他认真观察染疫村民的病症，结合自己在医术方面的认知，心中萌生了"一试身手"的想法。

张仲景反复思考琢磨，开出药方，并收购来一大车草药，反复煎制成汤药。他把老族长和乡亲们请来，对大家说："现在这场瘟疫，可以预防，也可以医治。我这个汤药，可以起到预防治疗的作用。"他把一碗碗药汤捧到乡亲们面前，请大家服用。然而没人相信这个初出茅庐的后生，都不敢喝。为打消乡亲们的顾虑，张仲景端起一碗，咕咚咕咚地喝了个干净，并劝说母亲也喝了一碗。老族长观察了一会儿，发现张仲景母子无甚异状，便招呼村民："还愣着干啥，有药治病总比等死强，给我也来一碗。"

乡亲们如梦初醒，纷纷拿碗喝药，药汤很快喝光了。几天后，村里染病的人慢慢痊愈了，也没有人再染上疫病。

张伯祖听说后，很是高兴，觉得张仲景是可造之才，便把他召到宛城收为徒弟。多年后，张仲景的医术超过了师傅张伯祖，当时名士何颙在《襄阳府志》中说："仲景之术，精于伯祖。"

太守坐堂行医

建安七年（202年），张仲景被朝廷任命为长沙太守。当时长沙一带深受兵戈之苦，全城满目疮痍，百姓更是流离失所，生活异常艰苦。张仲景上任后，严治贪官、开仓赈济、垦荒自给，长沙城开始出现欣欣向荣的景象。

天有不测风云。张仲景到任后第四年，长沙一带先是冬春连旱，土地龟裂，禾苗干枯，继而夏季阴雨连绵，大水频发，接连的水旱灾害引发疫病流行，长沙各地疫情连绵不绝。

面对疫情，张仲景深入了解情况，安排救灾防疫。他对身边侍从说：以后再遇到前来寻医问药的百姓，就放他们进来。还让侍从张贴告示，告知百姓疫情期间每逢农历初一、十五，太守停止办公，在大堂上置案行医。

张仲景择日大堂行医的告示一经发出，求医问药者络绎不绝。对前来求医问药的，张仲景无论多忙，总是一丝不苟地诊治。他还拿出自己的俸禄，专门为那些买不起药的百姓买药送药。又配制大量丸散，让远道看病的人带回家乡，分发他人，以治病防疫。

张仲景的义举在当地引起强烈反响，百姓无不交口称赞，时间久了便形成惯例，每逢初一、十五的日子，来自不同地方的人们便聚集到太守衙门前求医问药。后人因为崇敬张仲景的精湛医术和高尚医德而仿效他，把在中药店行医的中医称为"坐堂医生"。中药店也多称为"堂"，如北京同仁堂、贵州同济堂、成都华安堂等。

旷世之作《伤寒杂病论》

瘟疫大流行之时，张仲景目睹身边"十室九空"的惨状，也亲历家族成员相继染疫离世的痛苦，下决心研究伤寒杂病的诊治。

　　张仲景坚持"勤求古训，博采众方"，通过研读《黄帝内经》等中医典籍，整理记录大量古代医案，广泛吸取秦汉以前医学理论和民间治疗经验。在总结实践经验的基础上，他开始撰写医书。建安十五年（210年），一部具有划时代意义的临床医学著作《伤寒杂病论》完成了。书中确立的辨证论治法则，成为中医的灵魂所在，为中医学发展奠定了坚实的理论基础。全书共16卷，收录方剂200多个，基本概括了临床各科的常用方剂，为我国第一部临床治疗学巨著，被奉为中医的"方书之祖"，张仲景则被称为中医"经方大师"。

　　直到今天，仍有不少医家专门研究《伤寒杂病论》，不但采用书中原方治病，还把其中的某些方剂制为成药，广泛应用于临床。

（执笔：武凌君）

葛洪与他的《肘后备急方》

葛洪（约281—341年），字稚川，自号抱朴子，是东晋传奇人物，在中国科技史、医学史上享有重要地位。英国著名中国科技史研究专家李约瑟在其所著《中国科学技术史》中，称誉他为"公元4世纪最伟大的博物家"，并由此认为"整个医学化学源于中国"。

史上首部"抗疫手册"

西晋太康四年（283年），丹阳郡句容（今江苏省句容县）大旱，土地龟裂，江河干涸，焦虑的人们纷纷祭天祈雨。上苍似乎被感动了，大雨在人们的期盼中降临。令人意想不到的是，接连几场大雨造成严重内涝，以致洪水暴发。就在此时，句容的大氏名族葛家喜添新丁，父亲慈爱地看着新出生的婴儿，对妻子说："这孩子是洪水带来的，就给他起名葛洪吧！"

年幼的葛洪在父母的呵护下成长，但13岁时家庭发生重大变故，父亲的离世让葛洪早早扛起养家的担子。可贵的是，生活的压力没有让葛洪放弃努力，他潜心研读经史百家、医学典籍，在医药、养生等方面有很深的造诣。无意官场的葛洪潜心悬壶济世，游走各地行医问道。一次，葛洪等游历至茅山抱朴峰修道，其弟子因毒火攻心，相继病倒。医治过程中，葛洪在山中发现一种青藤的根可以清热解毒、祛燥消疹。经葛洪指点，当地百姓开始用青藤根解毒治疗。当时，青藤还没有名字，后来人们为纪念葛洪就把青藤取名"葛"，其根就是著名的"葛根"了。

在长期行医过程中，葛洪发现以往各家用来医治危急重症的医书中，记载的病症很不全面，药方中的用药也多为珍贵稀有药材，这让那些乡野僻壤的患病百姓很难得到及时救治。研究收集了很多有效偏方、验方的葛洪，潜心撰写更为全面系统、简易可行的"备急"医书，于是一部影响深远的医学名著《肘后备急方》诞生了。

《肘后备急方》又名《肘后救卒方》，简称《肘后方》。"肘后"意思是可以把书藏于"肘后"衣袖之内，随身携带、随时参考；"备急"即应急之意。在撰写过程中，葛洪注重搜集、研发对症的良药和良方，还设身处地为贫苦老百姓着想，大力推行简易有效的治疗方法，依照他的说法，"草石所在皆有"，所用药物多为山乡易得之物，如黄芩、栀子、葱、姜等。书中有不少治疗疫病的方法，至今仍在使用，如用麻黄桂枝治哮喘、黄连疗泻痢，用雄黄、艾叶消毒等。鉴于该书的实践性和可操作性，现代人誉之为中国首部"抗疫手册"。

治疫抗疫的先行者

当时百姓对汹汹来袭的瘟疫非常恐惧，常常称之为"天刑病"，认为是上天对人类的惩罚。葛洪不以为然，认为生病是因为中了外界的毒气，与鬼神无关。正是这种对待疫病的科学态度，使葛洪在治疗诸多疫病实践中，提出了许多具有开创性的见解和认识。

如治疗疟疾，他采用遍地丛生的青蒿绞汁饮服，这不仅在当时疗效显著，也为我国现代抗疟新药青蒿素的研制成功提供了重要线索，成为中国对世界医药学的一项重大贡献。葛洪还首创用狂犬脑组织敷贴在被咬伤的创口上防治狂犬病的方法。发现白喉抗毒素的德国细菌学家贝林对此赞曰：中国人远在1700多年前，就已经知道以毒攻毒的医理，这是合乎现代科学的。

葛洪对急性传染病有较深的认识。他在《肘后方》中首次详细描述了天花病的症状，是世界医学史上有关该病的最早记述。在《肘后方》中，"天花"称为"虏疮"。之所以叫"虏疮"，是因为最早在作战俘虏中发现。据《肘后方》所述：疾病从西方流传过来，发作时自头面开始长疮，直至全身，形状像火疮，疮头上有白浆，流出后很快又产生，如果不及时治疗，重症者多数死去，即便经治疗活下来，身上也会留下紫黑色瘢痕，一年之后才会慢慢消退。

葛洪在《肘后方》中首次详细记录了一种"沙虱病"，现代称为恙虫病。据葛洪描述：岭南地区的山水间多有沙虱，人在洗浴，或阴天下雨在草中行走时，都会沾上，沙虱还会钻入人的皮肤之中。开始皮肤上出现小红点，用手触碰会有火烧火燎的感觉。其后病症日益严重，逐渐发疮，渐入至骨，能够致人死亡。现代医学发现，恙虫病是由恙虫的幼虫作为媒介传播的一种急性传染病，直到20世纪上半叶，国外学者才发现了恙虫病的病原。葛洪在没有现代科学仪器的情况下，将病原、症状、发病地点、感染途径、治疗方法等描述得清清楚楚，这种细致的观察与严谨的科学态度，令人叹服。

葛洪在《肘后方》中还记述了一种叫"尸注"或"鬼注"的病。此病会相互传染，染病的人说不清自己哪里不舒服，怕冷发热，全身乏力，身体日渐消瘦，最后丧命。受当时条件所限，葛洪对该病的主要症状、发病过程及传染性的描述，虽不能确切地说明病原，但与现代医学认识的结核病基本吻合，很有可能是目前世界上有关结核病传染的最早观察记载。

（执笔：武凌君）

药王孙思邈治疫与防疫

孙思邈（581—682年），唐代著名医学大家，一生以"济世活人"为己任，提出"对技术要精、对病人要诚"的为医之道。面对麻风病等传染疾疫，孙思邈同样坚守着这份医者仁心，在醉心医术、长期抗疫的实践中，形成独具特色的治疫防疫理论。

悬壶济世不为官

孙思邈从小喜欢读书，涉猎广泛且天赋极高，7岁就能"日诵千言"，被人们誉为"圣童"。他的曾祖父和祖父都曾在朝廷为官，在这样的环境下，年少时的孙思邈一度专心求取功名。

不过，孙思邈从小身体就不好，患有多种疾病，爱子心切的父母不惜一切代价为他治病。年龄渐长，孙思邈眼看着因自己生病求医以致"罄尽家产"，求取功名的想法有了根本转变，正如他在《千金翼方》中自云："吾十有八而志学于医。"立志学医的孙思邈，很快显露出在医学上的天赋。两年后，20岁的孙思邈开始行医，为乡亲邻里和亲友看病，治病效果出奇的好。一传十、十传百，很多人慕名上门求医。

慢慢地，孙思邈的名气越来越大，先后有多位皇帝都想让他入朝为官，可他都谢绝了。与当官相比，孙思邈更愿意游走民间，为广大百姓看病。

唐贞观年间，长孙皇后怀孕10个多月了，一直没有分娩，还身患重病，太医们束手无策。焦虑的太宗皇帝询问群臣，有人推荐了有"妙手回春"美誉的孙思邈，正在民间游历的孙思邈被火速召进宫中。他认真审阅太医开出的病例处方，又找来皇后身边宫女仔细询问病情。一番了解之后，孙思邈对皇后的病情有了初步判断。他拿出一根红线，让宫女把它系在皇后右手腕，隔着罗帐，一端拉出来，孙思邈捏着红线这端为娘娘"切脉"。片刻之后，他向太宗皇帝禀告：只需在娘娘中指微刺一针，便可顺利分娩。太宗皇帝欣然同意。施针不久，皇后果然顺利分娩了。服用孙思邈开出的药后，皇后的身体开始渐渐好转。龙颜大悦的太宗皇帝想挽留孙思邈，让他执掌太医院。无意做官的孙思邈婉言谢绝了，临别时，太宗皇帝亲率文武百官，依依不舍地将孙思邈送出京城。太宗皇帝之后，一向身体不好的唐高宗继位，他希望身边有个老神仙似的医生，于是在显庆四年（659年）召见孙思邈，欲授予官职，想让他留在太医院。但孙思邈推荐了徒弟入职，自己还是不仕。

中国最早的麻风病专家

古代麻风病被人们视为不治之症。从麻风的几个别名，如恶疾大风、疠风、天刑病等，可见古人对此病甚是惧怕。如果发现有人得了麻风病，就把他送到远离人群居住的地方。作为医生，孙思邈坚守自己"济世活人"的从医之道，对麻风病人从未放弃。

孙思邈认为，麻风病的有效医治，与患者的积极心态和身体素质有很大关系。首先要与他们主动交谈，取得信任。只有病人充分信任医生，认真听取医生的建议，在按时服药的同时，适时调整心态和生活方式，才能促进麻风病的治疗效果。若遇不信任医生、不配合调养的患者，他认为就没有必要治疗了，花费再大力气也见不到成效。为有效医治那些长期离群索居的麻风病人，他曾住进深山，先后为600余例麻风病人医治，治愈率达到1/10，这在当时堪称奇迹。为积累更多的麻风病治疗经验，他不惧传染，邀请患有麻风病的印度佛教徒揭陵迦住到自己家里。为什么？因为这位印度佛教徒不仅仅是麻风病患者，对麻风病的治疗也颇有研究。孙思邈尽力为他治病的同时，也向他学习请教有关麻风病的防治知识。

"初唐四杰"之一的卢照邻感染了麻风病，不堪病痛折磨的他曾写下《与洛阳名流朝士乞药直书》，其悲怆令人动容。病情不断恶化的卢照邻遇到孙思邈，阴暗的病痛世界开始有了阳光。在孙思邈的医治下，卢照邻的身体状况开始好转。他的长诗代表作《长安古意》正是写于这个时期，其中"得成比目何辞死，愿作鸳鸯不羡仙"成为千古名句。这首长诗反映的心情，也与卢照邻之后的文章大相径庭。可惜的是，卢照邻患病时间太久，"治之伤晚"，加上孙思邈的去世，对他更是致命一击。失去医生庇护的卢照邻听信蛊惑，开始把希望寄托于丹药，以致病情进一步恶化，最终投河自尽。

在长期治疗麻风病的实践中，孙思邈形成了一套相对成熟的治疗方法：一方面是药物控制，根据患病程度不同，分为初期施药和中后期施药；另一方面，适时对患者进行心理调节，帮助患者接受并适应带病延年的事实，放弃原有的生活方式。在医治过程中，孙思邈还留下很多有关麻风病的记载，对其认识和鉴别都超越了以往。他对麻风病的有关症状描述、分析等，与今天的认识非常相近，在病因、治疗等方面都留下极为宝贵的研究史料。孙思邈因其在麻风病研究和治疗上的成就，被后人称为中国最早的麻风病专家。

《千金方》的防疫理论

《千金方》是孙思邈相隔30年先后完成的两部医书的统称，即《备急千金要方》《千金翼方》，后者为前者的补充。其中，"千金方"取"人命至重，有贵千金，一方济之，德逾于此"之意。

作为一部临床医学百科全书式的巨著，书中有论有方，既有诊法、证候等医学理论，又有内、外、妇、儿等各科临床案例，涉及本草、妇人、伤寒、小儿、养性、补益、中风、杂病等各个方面，是对唐代以前医方学的系统梳理，也是孙思邈长期行医问药实践和理论的总结。其中，有很多孙思邈关于疫病的独到理论。

孙思邈认为，疫病是天地自然存在的客观现象，即使在圣人时代也不可能没有疫病。这一认识是对以往将疫病视为天意示警观念的一种冲击。疫病来势迅速，孙思邈认为必须采取有效的措施积极应对，"夫寻方学之术，以救速为贵"。书中方剂，如具有散寒宣肺、化湿和中功效的"十神汤"等，多已成为治疫的常用名方。书中用药，如大青、石膏、栀子、玄参等，也是后世治疫的常用药物。

对于疫病的预防，孙思邈也有自己的独到见解，"虽不能废之，而能以道御之""以天地所生之物以防备之"。在书中，他汇集了30多条预防瘟疫的方药，有熏烧的太乙流金散、杀鬼烧药方，外涂的雄黄散等。另外，他还强调人们在选择居住环境时要"土地良沃、泉水清美、气候高爽、背山临水"，不要久居病区或饮用阴深地冷水、坞中泉水和山水。饮食上要"勿食生肉，伤胃，一切肉唯须煮烂"，还要养成不随地吐痰的良好卫生习惯，等等。

潜心医术、一生行医治病的孙思邈，在医学和药物学上做出巨大贡献，后世尊其为"药王"。他的医学百科全书《千金方》被奉为中医至宝，对中国乃至世界医药学发展具有重要意义。

（执笔：武凌君）

苏轼杭州抗疫与"圣散子方"

"明月几时有？把酒问青天。不知天上宫阙，今夕是何年……"读到这首脍炙人口的《水调歌头》，许多人即会想到北宋大文豪苏轼。殊不知，除去诗人这个家喻户晓的身份外，学识渊博的他对医药也颇有研究，在中国古代抗疫史上留下许多佳话与传说。

初任杭州抗大灾

宋神宗熙宁四年（1071年），苏轼被贬任杭州通判。宋代通判，相当于知州副职，由皇帝直接委派，有向皇帝直接报告工作的权力。生性豁达的苏轼携妻儿赴任杭州，很快从官场的失意中走出来，爱上了风景秀丽的杭州，把它视为第二故乡。正如他在诗作中所言："我本无家更安往，故乡无此好湖山。"

勤政爱民的苏轼，深受杭州百姓爱戴。熙宁七年（1074年），江浙一带出现严重蝗灾。"声乱浙江之涛，上翳日月，下掩草木，遇其所落，弥望萧然"，黑压压蝗虫飞过的时候，发出的嗡嗡声居然可以压过钱塘江的潮声，可见当时蝗灾的恐怖。祸不单行，蝗灾之下杭州又惊现疫情，饥荒与瘟疫并行，杭州城内遍是求医问药的穷苦百姓。

面对严重灾疫，一些地方官员却反应迟钝，导致灾情愈演愈烈。时任杭州通判的苏轼心急如焚。他先是请求朝廷延缓上缴贡米时限，然后又上书请求朝廷救济，随后揭发了当地官员的不作为行径。由于采取这些举措，加上众多有识官员和好心富商的共同努力，灾疫很快得到缓解，社会秩序也慢慢恢复。

再任杭州创病坊

18年后，元祐四年（1089年）夏天，苏轼第二次赴杭州上任，这次被任命为杭州知州。

此时的苏轼可谓是雄心勃勃，准备大干一场。他筹集到不少资金，开始修缮官衙、城门、粮仓等。可天有不测风云，不久杭州大旱，颗粒无收，饥民哀号，百姓流离失所。雪上加霜的是，疫病四起，一时间杭州城内风声鹤唳，百姓苦不堪言。正如苏轼自己所言："水陆之会，疫死比他处常多。"

面对这似曾相识的一幕，苏轼又一次投入到赈灾救治工作中。当时，杭州城里大街小巷都是求医的百姓，一些药铺趁机抬高药价、大发瘟疫财。面对肆虐的疫情和不良药商的黑心所为，苏轼决定开办一家自己可以掌控、能够惠及百姓的病坊，也就是"临时医院"。

于是，苏轼开始发动民间财力创办病坊。他个人带头捐献黄金50两，其夫人也捐献出陪嫁首饰，地方官员、商贾纷纷响应，再加上筹措到的官府纹银，创办了一所名为"安乐坊"的病坊，用来收纳贫苦病人。在管理上，身为居士的苏轼，利用杭州城内寺庙众多的特点，创造性地让僧人参与到病坊工作中，这种发动僧人抗疫的举措在后来得到推广。苏轼离任后，安乐坊依然办得红火。崇宁二年（1103年），经两浙官府上奏，宋徽宗对安乐坊的医生赐予紫衣嘉奖，紫衣当时代表官服，即认可了医生的官员身份。崇宁年间，安乐坊改名为"安济坊"，据说这是我国历史上最早的"公立医院"。

"圣散子方"显奇效

第二次杭州抗疫，苏轼除创办"安乐坊"之外，还有一份特殊的贡献，那就是提供了一份秘不外传的"圣散子方"，对抵抗瘟疫起到了重要作用。苏轼为什么能拿出这一秘方？

原来，苏轼对医道向来很感兴趣，少年时期苦读经史的同时，也读了不少医学书籍，如《伤寒杂病论》《千金方》等。考取功名后，他利用在京城和地方为官的便利，拜访了很多名医大家和民间郎中、僧道，收集到不少宫廷秘方和民间偏方，曾有《苏学士方》传世。

杭州第一次抗疫之后，苏轼在元丰年间被贬谪到黄州。任职期间，听闻好友巢谷手里有一份治疗瘟疫的秘方——圣散子方。起初苏轼多次向巢谷讨要，均被拒绝。苏轼深知瘟疫对百姓、社会的危害，更清楚秘方对黎民百姓的意义，决意拿到此方。他多次上门，苦口婆心地劝说。精诚所至，金石为开，巢谷终于被苏轼感动，献出了秘方。

秘方拿到了，苏轼觉得药方有良好的治疗效果，又简便易行，非常适合在民间使用。所以，当杭州疫情暴发的时候，他便将"圣散子方"献了出来。不出所料，秘方发挥出不小的威力，疫情很快得到控制。

"圣散子方"的治疫效果让苏轼非常欣慰，他专门撰写文章记述："去年春，杭之民病，得此药全活者，不可胜数。所用皆中下品药，略计每千钱即得千服，所济已及千人。"为救助更多的病人，他大力推广这份药方，还将此方传给好友、蕲水名医庞安常。后来，庞安常的《伤寒总病论》一书收录了此方，苏轼还特地为之作序。

（执笔：武凌君）

鹤年堂与避瘟汤

古都北京老字号众多，在药界曾有一个与尽人皆知的同仁堂齐名的老字号，它就是由元末明初医学养生大家丁鹤年在菜市口附近创办的鹤年堂。

鹤年堂的由来

丁鹤年（1335—1424年）本不姓丁，出生后父亲以自己名字"马禄丁"中"丁"字为姓，给他取名"丁鹤年"。他的曾祖阿老丁是当年元大都（今北京）名噪一时的饮膳太医。

丁鹤年从小励志为学，研读经史子籍的同时，对中医药养生也是耳濡目染。身处元明易代战乱之际，丁鹤年的成长历尽磨难，12岁时父亲亡故，几年后母亲、哥哥也相继去世。出身于医药世家的他，在颠沛流离中目睹战乱频仍、瘟疫肆虐，很早就坚定了"不为良相只做上医鸿儒"的志向。每到一个地方，便以教书行医为生，用心收集民间中草药方，积累下许多民间偏方、验方，这为他日后创设以避瘟养生为特色的鹤年堂奠定了基础。

明成祖登基后，天下趋于安定。永乐三年（1405年），70岁高龄的丁鹤年来到北京创办鹤年堂。店名有自己的名字在内，更有"松鹤延年"4字蕴含的吉祥长寿之意。

3年后，丁鹤年将鹤年堂交给儿子丁文勇，自己回到家乡为母亲守灵，直至90岁去世。

"避瘟金汤"享盛誉

永乐初期，多地频频暴发瘟疫。尤其是永乐六年（1408年），南方暴发大疫，逐步向北方各地蔓延。丁鹤年结合疫情和祖传验方，研制出"避瘟金汤"，无偿供灾民饮用。

鹤年堂所处之地，明代称为菜市大街，位于京南交通要道，是外省人进京的必经之地，成为集聚与住宿的首选之所。鹤年堂时任掌门人丁文勇时刻铭记父亲的嘱托，"医者应为胸怀仁心、医心之人，万不可唯利是图"。为阻止瘟疫蔓延，他曾让人专门在药铺门口放置一口大缸，每天清早都装上满满一大缸"避瘟金汤"，供过往的人们免费饮用。

路人听说后，都纷纷前去饮用。这避瘟汤一送就是大半年。"世人趋骛鹤年堂"，就是当时医药名家张景岳对鹤年堂赠药盛举的真实写照。

疫情过后，放置在鹤年堂药铺门前的大药缸没有撤去。丁文勇又依据"四时"防病之理，以不同节气，配制不同的汤饮供大众饮用：春时阳气上升，瘟病易发，则提供具有清热解毒、避秽除烦功效的避瘟汤；夏时酷暑难耐，毒火攻心，又易湿气凝滞，则提供可以清心涤热、去暑除烦的解暑汤和健脾化湿、消食开胃的化湿汤；秋时风干物燥，阴虚阳盛，则提供可以滋阴润燥、生津止渴的润燥汤；冬时阳气伏藏，寒气外束，则提供可以温经散寒的驱寒汤。

久而久之，人们将上述五汤统称为"甘露饮"。人力车夫、小商贩、行人，经过鹤年堂门前都会去免费饮用。有的官宦、权贵经过，偶尔也会小酌一杯。丁文勇看到前来饮用"甘露饮"的人络绎不绝，非常欣慰，自言道："药行之本就是济世行善！"

清乾隆十九年（1754年），鹤年堂由京城名医王圣一接手，依然延续着免费赠饮的传统。当年大兴、宛平两个县出现疫情，为更好地防控疫情，王圣一联络京城多家药铺掌门人，调整源于唐朝宫廷的食疗方"秋梨膏"，以药用价值更高、润性更佳的赵县雪花梨取代原方中的秋梨，增强降温治疫、润燥清肺、生津止渴的功效，并将"秋梨膏"放置在药铺门前大药缸旁，与"避瘟金汤"一起，供路人取用，持续时间长达数月。

鹤年堂免费送药汤的善举，历经明、清、民国，直到20世纪50年代，长达数百年。

"避瘟金汤"下西洋

明朝郑和奉旨下西洋，又牵出一段"避瘟金汤"走出国门、作为"国礼"相送的故事。

永乐七年（1409年），郑和第三次奉旨下西洋。临行前，鉴于前两次航程中，因途经瘟疫多发的南亚、西亚地区，有众多船员感染瘴疠病亡，郑和琢磨着这一次一定要找到有效的瘴疠防治药物。从友人那里得知，北京鹤年堂药铺的"避瘟金汤"对防治瘴疠有很好的效果，郑和立即登门寻访。

丁文勇与郑和一见如故，他详细地向郑和介绍了"避瘟金汤"的功效、配方和防病机理，郑和很是满意，随即便向明成祖朱棣上奏，请求上谕"着鹤年堂尽速配制，以做下西洋避瘟之用"。

接到配制"避瘟金汤"协助郑和下西洋的旨意，丁文勇立即着手进行配制。考虑到"避瘟金汤"熬制工艺要求高，在船上不易操作，丁文勇经过反复试验，决定把汤剂改为既利于炮制饮用，又便于携带保存的茶剂，还在方中增加了养元类药物，用来有效缓解远洋航海船员们的疲乏。

不久，改良后的"避瘟金汤"被送到郑和船队起锚的地方。在万里航程之中，"避瘟金汤"防治瘴疠效果明显。据传，郑和还把"避瘟金汤"当作"国礼"，献给满剌加（今马来西亚马六甲市）国王拜里迷苏剌，很受青睐。此后，郑和每次下西洋都把"避瘟金汤"作为随行的必备之物。

（执笔：武凌君）

李时珍与《本草纲目》

在湖北省黄冈市蕲州城东南风景秀丽的雨湖之滨，有一座古朴典雅、气度恢宏的陵园，由本草碑廊、纪念展览、药物馆、百草药园、墓园五大部分组成。园内树木茂盛，绿水环绕，坡岗起伏，鸟语花香，仿佛世外桃源。一位中国医药史上的巨匠长眠在这里，他就是创作药物学巨著《本草纲目》、被后世尊为"药圣"的李时珍。

随父学医　崭露头角

李时珍从小聪慧异常，行医多年的父亲李言闻对他寄予厚望，希望他可以科举致仕、光耀门庭。遵从父亲的安排，李时珍从小熟读经史，14岁一举考中秀才。遗憾的是，此后3次乡试均名落孙山。自此，23岁的李时珍决意放弃致仕之途，开始把全部心思投到医学研究上来。

李时珍对医药有着天生的兴趣和爱好。很小的时候，每当父亲采药归来，他总是拿起草药，跑前跑后地向父亲问这问那。年龄稍长，李时珍在攻读诸子百家的同时，尤其喜欢阅读医药典籍，还时常帮父亲誊抄药方。行医多年的父亲看到李时珍有医药方面的天赋，下决心支持他学医。果不其然，跟随父亲学医的李时珍医术长进极快，3年后就可以独立行医了。这让李言闻很是欣慰。

明嘉靖二十四年（1545年），蕲州先是大旱，继而连发几场大水，随后瘟疫开始大范围流行。李家的诊所从早到晚挤满了前来寻医问诊的病人，李时珍更是早出晚归，四处出诊。一天晚上，李言闻在诊所看完最后一个病人，一身疲惫地回到家中。李时珍也刚好从外面出诊回来，他兴奋地对父亲说：我尝试了一套驱逐瘟疫的新方法，很有效。现在蕲州城南的10多个村庄，瘟疫基本止住了，明早我陪您去看看吧。

李言闻听后非常兴奋，他清楚李时珍在医药方面的实力，战胜瘟疫的方法应该是有了！

第二天，父子俩各饮了一杯松叶酒以避瘟疫后，来到城南的村子。只见被洪水冲坏的房屋已经有人着手修葺，村子中来来往往的人也多了起来，这是大瘟疫流行以来少见的复苏景象。

父子俩走进一座院子，院内弥漫着缕缕烟雾，飘散着淡淡的烟熏味。李时珍告诉父亲，村内家家户户每天都用苍术熏烟。李言闻点头说："嗯，苍术可以除山岚瘴气。"院内住着一对老年夫妇，老婆婆正在往一口大灶添柴火，灶上的大铁锅中放着一副蒸笼，冒着腾腾热气。老汉见李言闻诧异，笑着说："蒸笼里蒸的不是馍，是按着您家公子的吩咐，将病人的衣服用蒸笼熏蒸，这样疫病就不会传染了。"

苍术熏烟避瘟、衣物蒸煮消毒，再加上饮用避瘟酒等，李时珍的办法很是有效。李言闻回去后，把李时珍的防治办法在疫区推广，瘟疫很快被扑灭了。

重修本草　成就巨著

医术突飞猛进的李时珍，短短几年就远近闻名。楚王府曾聘他为"奉祠正"，掌管"良医所"事务，后又被推荐到京城太医院。供职太医院一年多之后，李时珍托病辞归故里，开始深入民间行医访药，这是他长期以来的心之所向。

在长期的行医诊疗中，李时珍发现以往《证类本草》等书中存在不少错误，深思"本草一书，关系颇重"，遂立志重修一部新的本草书。嘉靖三十一年（1552年），李时珍开始撰写《本草纲目》。为写好这部著作，避免前人出现的错误，他除了继续精读医药学典籍外，还非常注意对药物的实地考察，家乡的郊野山川遍布他的足迹。为采集标本，了解药物的原生状况，他还遍走江西、安徽、河南、河北等药物产地，仔细观察药物的原生形状并绘下图谱。

万历六年（1578年），李时珍历时27年，参考了800多种书籍、历经3次修改，终于编撰完成划时代的中国药物学巨著《本草纲目》，这一年他61岁。

书稿完成后，李时珍开始为《本草纲目》的出版奔走于黄州、武昌等地，因书稿卷册众多、内容浩繁等原因，出版一事迟迟没有着落。万历八年（1580年），李时珍来到金陵（时为南京），拜访在士大夫阶层享有很高声望的大文豪王世贞，请他作序。事与愿违，王世贞的序并没有马上促成付印出版。无奈回到家中的李时珍，行医问药之余，继续润色修改《本草纲目》。万历十七年（1589年），72岁高龄的李时珍决定再赴金陵。

第二次金陵之行，出版一事迎来了转机。金陵著名刻书家胡承龙非常赏识《本草纲目》，认为这是一部能够造福子孙万代的佳品良作。在胡承龙的帮助下，《本草纲目》最终开始刻板。万历二十五年（1597年），李时珍去世4年后，《本草纲目》在金陵正式刊行。这一版本就是现今最为珍贵的金陵本，目前存世的仅有七部半。

专篇抗疫　惠及后人

《本草纲目》共52卷约190万字，收集药物1892种、药方11096个。更为难得的是，书中在"百病主治药"中专列"瘟疫"一章，记载了很多防治瘟疫的药物和验方。仅在防治瘟疫药物部分，就记载了140余种，用药之广，在16世纪前实属罕见。

书中，李时珍总结创立了一系列疫病防治的偏方、验方，包括汤药、艾灸、敷贴、酒服、食疗等，对当时瘟疫防控起到重要作用。如酒服药方，李时珍在《本草纲目》中收载了很多可以预防瘟疫的酒：由赤术、桂心、防风、桔梗、大黄、赤小豆等炮制的屠苏酒，由花椒、侧柏叶等制成的椒柏酒，等等。此前李时珍父子饮用的松叶酒，就是用松叶制成的药酒。

《本草纲目》还记载了一种行之有效的空气消毒法。疫气流行时房内可用苍术、艾叶、丁香等药熏烟进行空气消毒。现代研究证实，苍术、艾叶熏烟能抑制或杀死空气中一些致病微生物。现代许多医学家也认为，芳香类药物大都具有芳香化湿、通经开窍、清热解毒等功效，用于公共场所或居室内，既能避秽，又能化湿以消除疫毒。用艾叶、白芷、苍术、黄檗、羌活、石菖蒲、山柰、皂角刺、大黄、草果、檀香等药物，在居室内点燃或熏蒸，可温经散寒、净化空气，对流感等具有一定预防作用。

这部凝聚李时珍毕生心血的《本草纲目》，是世界上影响最大的药物学著作，在世界医药文化发展史上具有里程碑意义，被达尔文称为"中国古代的百科全书"。2011年6月，金陵本《本草纲目》与《黄帝内经》一起被联合国教科文组织列入《世界记忆名录》，向世界展示了中医药的历史传承和伟大成就。

（执笔：武凌君）

万历年间山西鼠疫大流行

《山西通志》记载："万历八年（1580年），大同瘟疫大作，十室九病，传染者接踵而亡，数口之家，一染此疫，十有一二甚至阖门不起者。"如此恐怖的瘟疫，正是当时被唤作大头瘟或大头疫，现在称为鼠疫的烈性传染病。

鼠疫突发　四处传播

疫情最早出现在万历七年（1579年）。这一年，山西孝义县发生大疫，死了很多人。感染者多发热、头颈肿大，病发后一两天内死亡，有极强的传染性。

第二年，疫情传到大同，因其高传染率、高死亡率，以致"十室九病"，染病去世的一个接一个，有的甚至全家病亡。太原的太谷县、文水县、忻州、保德州等地都有发生大疫的记载，如《文水县志》："万历八至九年两年大疫，咽喉肿溃，甚至有全家死绝无遗者。"

万历九年（1581年），疫情向西部扩散，"朔州、威远大疫，吊送者绝迹"。辽州（今左权县）、潞安府（今长治县）也出现疫情，《山西通志》记载，潞安"是岁大疫，肿项善染，病者不敢问，死者不敢吊"。感染者发病时头颈肿大，极易传染。人们不敢相互往来，更不敢前去吊丧。开始还有胆大的，前往亲人朋友家吊丧致哀，谁料回家就病倒了，更有甚者倒在回家路上。很多人家接连办丧事，有一家人先是弟弟剧烈咳嗽、口吐血样泡沫身亡，全身紫一块黑一块。忙前忙后张罗丧事的哥哥，在弟弟坟前一头栽倒在地，也很快病亡了。

万历十年（1582年）疫情传到河北、北京等地。有关史料对这些疫情的描述，至今读起来仍令人心惊胆战。《通州志》记载："万历十年春，通州大疫，比屋传染，虽至亲不敢问吊。"来势汹汹的瘟疫迅速蔓延，相邻居民如同"连坐"一般接连被传染，相互走得勤、住得近的，都有染疫身亡的危险。极度恐惧造成人与人之间的高度戒备和疏远，即使是最亲密的亲朋好友也不敢去亡者家慰问或致哀。

疫情还蔓延到山东、河南等地。万历十年（1582年），山东滨州（今滨州市）"春酷旱，大头瘟流行，闻者惊异"；万历十四年（1586年），河南开封府（今开封市）"夏大疫，人相食。其疫为大头瘟"。

关于大头瘟的明确记述最早见于金、元时期。金哀宗天兴元年（1232年），河南开封暴发大头瘟。中医古籍中有关此病的记述，又称大头风。现代研究者根据史籍中对大头瘟病状的描述，认为该病实际上就是人类历史上曾多次大流行的鼠疫。

万历七年（1579年）从山西孝义县暴发的疫情，连年向外扩散传播，鼠疫横行近十年，所到之处哀鸿遍野，米价却"高同白金"，无钱无粮的百姓只好吃草根、啃树皮，以致出现"荇粉磨成连浊土，榆皮剥尽到深根"的凄惨景象。

万历十六年（1588年），疫情突然莫名其妙地消失了。

卷土重来　危害深重

让人意想不到的是，时隔20多年后，即万历三十八年（1610年），山西中部再次出现疫情。这次疫情首先从太原府开始。

《山西通志》记载："九月，太原府人家瘟疫大作，多生喉痹，一二日辄死，死者无数。即治疗得生者俱发癍疮退皮。"遭受瘟疫袭击的太原府，感染去世者众多，就连一些皇亲贵族也未能幸免，"十九日夜二更晋王以瘟疫薨死"。依据症状，有现代研究者认为此次疫病还是鼠疫。

第二年，疫情从山西中部向南部传播。这年沁州发生大疫，"逐户传染"，武乡县、曲沃县等地都有疫情发生，"少有脱者，俗呼为黍谷等症，死者甚重"。当地人称为黍谷症，所谓黍谷症应是当时山西地方对喉部、颈部疾病的叫法。疫情为害深重，一旦染上，很少有人能够逃脱，故而人人言怕。

山西此次疫情，至万历四十一年（1613年），突然消失了。其持续时间和扩散规模，都没有超过前一次。另外，对于此次疫病种类，也有研究者认为与万历七年（1579年）的不同，"喉痹"是咽喉肿痛、呼吸困难，推测应该是白喉之类的疫病。

疫情多发　诱因探源

现代研究者认为，明代尤其在万历年间，瘟疫多发的因素很多，其中气候因素是关键。因为明代正处于气候史上著名的"小冰河期"，气温明显低于正常年份，人体难以适应，免疫力下降，极易感染疫病。

在这种情况下，赶上水灾、旱灾等年份，瘟疫往往随之而来。若是旱灾之年，则容易导致鼠疫流行。一方面，旱灾之年饲草歉收，动物免疫力下降、体蚤增多，病原体传播增多。干旱也会使鼠洞内的温度升高，促进鼠疫菌在蚤体内繁殖。另一方面，旱灾之年人们往往会到鼠洞内寻找粮食，进一步增加了感染的风险。

山西中北部地区年降水量原本就很少，旱灾是经常性的自然灾害。万历年间，旱情进一步加重。万历十年（1582年）鼠疫肆虐时，山西、河北、北京、山东等地皆为旱情困扰：山西闻喜县"大旱，瘟疫"；河北武强县"春三月亢旱，瘟疫大作"；北京大兴县"四月，以久旱，疾疫流行，京城内外，人死甚重"；等等。万历十四年（1586年），山西更是旱情严重，太原、平阳、汾州、泽州、潞安等地，"大旱，赤地千里，饿殍遍野，疫疠死者枕藉"。可见，万历年间旱灾与鼠疫流行有较大关系。

"白骨不覆，疫疠流行，市朝易人，千载墓平。"两次疫情，严重影响了山西经济社会发展，部分地区发展甚至出现倒退局面。

（执笔：武凌君）

清初皇家多样"避痘法"

在中国古代，天花俗称痘疹、痘疮，由于传染性强、治愈率低、病死率高，人们对天花一直十分恐惧。为有效躲避天花，清朝统治者采取了很多措施，如避痘、查痘、设立围班制度等，对防御天花传播发挥了重要作用。

帝王避痘

满族曾长期生活、居住在东北地区，气候较为寒冷干燥，生活方式以游牧、狩猎为主，虽偶有人感染疫病，但不易流行。随着部众南移，特别是入关以后，入住中原湿润温和地区，天花开始在满族人群中频频流行。限于当时条件，即便是帝王，能够采取的办法也只是避痘。

皇太极对天花很是敏感，谈"痘"色变，常因一点风吹草动就会采取"直接行动"。据记载，崇德三年（1638年）元旦朝贺，皇太极"只命已出痘之王、贝勒设宴"；崇德五年（1640年），科尔沁额驸携公主还国，正值痘疫，皇太极"令皇后、诸王等送至避痘所，设宴饯之"；崇德七年（1642年）冬，盛京（今沈阳）再次疫发，皇太极干脆以痘疹为由，取消了自己的万寿大典。

打仗的时候，皇太极也会选择出征时机，以免痘疫流行。据《清史稿》记载，天聪六年（1632年）夏四月，皇太极"率大军西发，次辽河"征讨林丹汗；崇德元年（1636年）五月，皇太极令"武英郡王阿济格等率师征明"；崇德七年（1642年）夏四月，"多尔衮、豪格等奏克塔山"。上述记载证明，清军往往会在夏季出兵，以尽可能避开痘疫肆虐的冬季。此外，每攻克一处城池，为巩固胜利果实，皇太极都会让出过痘疹的将帅驻守。

顺治也深知天花的危害，对它更是谨小慎微。《清世祖实录》记载他身边多位亲王贝勒、皇亲贵族染痘而亡，如"辅政德豫亲王多铎出痘薨"，"英亲王阿济格两福晋俱出痘薨"，"和硕敬谨亲王尼思哈薨，年十岁"，等等，可见疫情严重。为有效避痘，顺治帝采取了很多措施。《清世祖实录》记载，顺治帝某次寿辰，由于京城天花流行，遂下令免去朝贺礼。明末清初历史学家谈迁的清史料笔记《北游录》也写道：顺治十二年（1655年）十一月，顺治帝的第二位皇后即孝惠后出痘，顺治帝便急往南海子避痘，并下令宫中每天去南海子送炭的人，无论男女，未出过痘的，都须在五十丈外止步，以免将天花病毒带入。

顺治帝三子玄烨（康熙皇帝）刚出生时，正值天花大流行，虽被送至宫外避痘，两岁时还是染上天花，幸运的是保住了性命。对天花有着切肤之痛的康熙登基后，更加注重宫中防痘。据清代官书《国朝宫史》记载，康熙十三年（1674年）曾下令，宫中太监及宫中行走等人，有家人感染治愈者须在家待一个月，家人尚在治疗者须在外住满100天后方可进宫。

查痘章京

顺治元年（1644年）清军入关后，由于京城天花流行，摄政王多尔衮下令凡是有天花病人的地方，其住地周围80步都要用绳子围起来，其他人不得入内。第二年，为进一步防治天花传染，顺治帝颁敕旨云：凡是民间出痘的人，马上驱逐到城外40里（1里为0.5公里）远的地方。

为有效隔离天花患者，清代宫廷还设立了查痘官员职位，即查痘章京。其职责是：负责八旗军民的天花防疫和检查，凡是发现感染天花的，一律要求迁移到单独的场所；加强对皇城以外的宗室王公、公主郡主住宅的隔离保护，一定范围内不允许天花病人进入；管理蒙古王公的进京事项，只允许出过痘疹的进京。当时京城天花病人几乎每年都有，宫廷规定的查痘对象从八旗军民扩及京城住民、出洋贸易者，以及来京外藩。一旦发现有天花症状的人，即采取隔离措施等，隐瞒不报的一律从严惩处。

围班制度

塞外承德，以其优越的自然地理条件，成为清代帝王狩猎、避暑、休憩以及开展政务活动的重要场所。康熙二十年（1681年），为加强对蒙古地方管理，巩固北部边防，在距北京数百公里的蒙古草原建立木兰围场。此后，在北京至木兰围场之间，相继修建了20多座行宫，作为清代帝王夏宫的承德避暑山庄就是其中之一。

从最初的木兰围场到后来的避暑山庄，清代帝王通常每年夏天到承德驻跸，除开展围猎、召见群臣、批阅奏章等活动外，还有一个重要事项：接见未出过痘的蒙古各旗王公。这也是自康熙二十年（1681年）木兰围场初建之时，为有效避痘开始推行的围班制度。

所谓围班制度，是清代年班制度的补充形式。依照清朝制度，蒙古各旗王公每年年末都要进京朝见，向皇帝献上贡品。在京城停留期间，皇帝会设宴招待，赏赐礼物，下旨举办各种欢庆活动，同时了解各旗政务，这就是清政府为加强蒙古各旗管理而推行的年班制度。而清初京城天花流行，那些远居北方的蒙古王公进京朝见时，不免心怀忐忑，非常惧怕感染。为消除他们染痘身亡的恐惧心理，也避免天花传染，清初帝王自康熙开始实施围班制度：凡是没有出过痘的蒙古王公年底无须到京觐见，而是每年夏天到热河跟随皇帝围猎。其间，皇帝接见他们，给予赏赐的同时，了解情况，加强对草原民族的管理，以巩固清王朝统治。

围班制度的设立，在一定程度上对防御天花传播起到了重要作用。

（执笔：武凌君）

康熙与天花

《康熙起居注》中记载：康熙十七年（1678年），皇太子胤礽出痘，康熙皇帝令人把各部院衙门的章奏都送至内阁批奏，以便专心照顾太子。为什么康熙帝不惧出痘，也要照顾感染天花的皇太子？因为他曾染过天花，是"熟身"，用今天的话说是有了免疫力。

天花成就的皇太子

天花，俗名痘疹，是一种由天花病毒引起的烈性传染病，死亡率很高，是瘟疫中非常凶险的一种。正常人一旦感染，即便侥幸不死，也免不了在脸上留下麻点。

这种传染病很早就开始危害人类。史书或医药典籍上有多次记录，如晋代葛洪的《肘后备急方》称天花为"虏疮"，隋代巢元方的《诸病源候论》称其为"豌豆疮"，明清以后则称为痘症。

清初，天花依然是不治之症，且多次暴发。玄烨两岁那年，不幸染上了天花。幸运的是，他硬是从天花的魔掌中挣脱出来，但脸上也留下与痘魔殊死搏斗的点点痕迹。玄烨避痘的那座宅邸，雍正时期改为福佑寺。

躲过天花之劫，玄烨回到紫禁城。那个时期天花频频暴发，如果宫中有人得了天花，他的父皇顺治帝就会出宫"避痘"。如果城中有天花病人，患者住所四周就被绳子围起来，谁也不准随便进出。这些惊恐的画面成为玄烨幼年抹不掉的记忆。

顺治帝千方百计地避痘，最终还是不幸感染天花。染痘的顺治帝不满24岁，此前没有太多考虑子嗣传承问题，直到卧床不起才开始认真考虑继承人选。长期以来，他一直看好皇二子福全，想立为太子，而他的母亲孝庄皇太后则更倾向于皇三子玄烨。双方意见相持不下，只好求助西洋传教士汤若望。

出身于德国贵族的汤若望，因博学多才深得顺治帝、孝庄皇太后的信任，顺治帝曾尊称他为"玛法"，汉语的意思是"爷爷"。长期在中国生活的汤若望，历经明末、清初，对皇家政事很是了解。当顺治帝和孝庄皇太后问及太子人选时，汤若望认为按道理继承人应该是皇二子，但他更倾向于皇三子玄烨，因为玄烨是感染过天花的幸存者，由其作为继承人有利于皇室稳定。听闻汤若望的一番话，顺治帝和孝庄皇太后在太子人选上达成一致意见。因祸得福，天花"助"玄烨成为登基人选，他就是后来的康熙皇帝。

推广种痘防疫的康熙帝

玄烨登基主政后，开始积极寻求战胜天花的办法。

天花最有效的防治方法是种痘，据载是将天花病人的痘痂研磨成粉末作为"痘苗"，再用银管吹入被接种者的鼻孔。人痘接种术的发明，是中国对防治天花的重要贡献。关于它的发明时间，有唐代、宋代、明代三种说法，一些专家学者倾向于明代。

康熙帝非常重视人痘接种术，登基后开始积极推广。最初许多人畏惧种痘，一些老人更表示怀疑，认为很是奇怪。但康熙帝决意推广，《庭训格言》特地记载："尝记初种时，年老人尚以为怪，朕坚意为之。"

种痘术先从宫中开始推行，并在康熙十九年（1680年）形成制度。事情的起因源自康熙十七年（1678年）皇太子胤礽出痘，当时正值吴三桂等三藩叛乱的紧要时刻，康熙帝急召懂得种痘防疫的候选知县傅为格，进宫侍奉调理皇太子。两年后，因善于种痘，被提升为正六品官职，担任武昌通判的傅为格，又被康熙帝召入宫中，专门负责为皇子们种痘防疫。此后，清代皇子种痘防天花的制度正式确立。清宫皇子种痘，一般都选在2岁至4岁的最佳种痘年龄，时间多为天气清爽、便于护理的春秋两季，地点则是紫禁城或圆明园。

康熙帝不断推广种痘术，从宫中到八旗，甚至推广到漠南、漠北等地。当时一位西洋传教士殷弘绪在写给欧洲教友的信中说，他见证了御医到蒙古推行种痘法，效果很好，御医们还带回很多当地表示感谢的马匹、皮毛等。

康熙时期，相关种痘机构得到建立和发展，如在太医院专门设痘诊科；北京城内设有专门的"查痘章京"职位，主要负责八旗防痘事宜；在全国范围内广招专业人士，并设立"种痘局"；在民间张榜公布《力劝普种痘花法》等。在康熙帝的大力推广下，人痘接种术得到广泛传播，清廷对天花的防治由被动隔离"避痘"转为积极防治"科学种痘"。

（执笔：武凌君）

百年前的上海时疫医院

江南地区历来瘟疫多发，清末民初人们习惯称传染性较强的疾病为"时疫"。那时，上海几乎每年都有时疫发生。面对频频暴发的传染病，上海民间慈善力量开办了医疗机构，专门在疫情发生时开展应急收治，称为"时疫医院"。

首家时疫医院的设立

1908年夏秋之间，上海开始流行"烂喉痧"，即白喉，疫情来势凶猛，感染者成百上千，死亡病例不断上升。就连上海交通大学的前身邮传部上海高等实业学堂也出现疫情，甚至一人疫亡后数人病危，学生纷纷离校避疫，一些外籍教师也准备打道回国，整个上海一片恐慌。

租界工部局深感疫情严重，连忙在靶子路（今武进路）设立了一所医院，专门收治白喉病人，并请来时任大清红十字会总医生柯师太福（Stanford Cox）主持医务。

柯师太福，英国爱尔兰人，医学博士，自1900年来到中国，一直从事红十字会相关工作。接到任务的柯师太福全身心地投入救治工作。当时白喉病人的治疗方法主要是盐水注射。这种疗法今天看来是极为普通的治疗手段，但在100年前是有极大风险的，因为稍微不慎，空气注入血管，病人就会死亡。1881年至1907年间，上海公济医院用此法施救408人，治愈者仅185人。柯师太福深知此法利弊，在这次抢救过程中改良了注射器，在救治病人时几乎百无一失。经他救治的白喉患者143名，有101人治愈出院，42名不治而亡者，大多因求治太迟、病情被耽误所致。柯师太福从此名声大振。

当时工部局所设医院位于市区北隅，交通不便，许多病人经不起长时间辗转奔波，以致耽误治疗时机身亡。偌大上海只有一所医院，根本无法应对越来越多的感染者。社会各界呼吁就近建立更多的施救场所，租界当局却对此置若罔闻。

眼看疫情紧急，上海两位士绅挺身而出。时任中国红十字会副会长的沈敦和（字仲礼）和上海总商会会长朱佩珍（字葆三），他们一直热心社会公益，不忍看到更多的人在疫情中倒下。"外国人不干，我们来干！"他俩相约联络各方，积极筹资创建新的施救场所。

1908年8月20日的《新闻报》，刊登了沈敦和的《发起施救急痧医院启》一文。他在文中说明，医院由个人发起捐办，强调病房卫生清洁，男女病人分开治疗，床铺、衣服、饮食一应俱全，聘请的看护人员操作熟练，照料周到。同时声明不接受施医、施药，有意捐助钱款的可到黄浦滩华安保险公司交至他本人手上，再由他登报刊列，等等。沈敦和倡导捐办的这所时疫医院，开创了上海华人自办医院的先河。

医院最初设立在法租界四明公所后面宁波路（今淮海东路）43号，隶属中国红十字会，次年迁至原天津路316号。医院的全名为"中国红十字会时疫医院"，社会上经常将该院称为"天津路时疫医院"。

鉴于柯师太福此前的出色表现，沈、朱二人力邀他全面主持医务。医院设立后不到3个月时间，救治了570余人。

良好的救治效果，赢得社会各界的赞誉和支持。在他们的影响下，时疫医院成为上海各界热心捐助的公益事业。中外人士纷纷捐款，《申报》《新闻报》《中外日报》《时报》《神州日报》等各大报纸，都表示代为接收捐款，并免除刊登医院广告和致谢启事的费用。沈敦和还于1910年8月31日用英文致信《字林西报》，向在华西方人士介绍时疫医院情况，邀请他们前来参观。

"治霍"促使医院扩建

1919年夏天的霍乱大流行，再次把上海闹得天翻地覆。据统计，有600多名中国人、30多名外国人死于这场瘟疫，被传染者更是不计其数。

严重的疫情，让时疫医院忙得不可开交。赶到医院求治的患者络绎不绝，一批接一批。眼看着医院再也容不下更多的患者，沈敦和、朱佩珍四处协调，争取到与公立医院联手合作，借用其他地方另设收治点，以最快的速度建起一排排临时病床。医生们夜以继日地开展救治工作，有时都顾不上吃饭。霍乱本是上吐下泻的急性肠道传染病，时值盛夏，场地内外秽物恶臭熏天。医生们毫不在意，穿巡在病床之间。负责总医务的柯师太福，在指挥调度医生们做好治疗的同时，深入病房检查，用不太熟练的中国话询问病情，轻声安慰病人，就像慈祥的长者对待自己的孩子。

4个月后，霍乱疫情平息，时疫医院治愈霍乱病人达7500余人。通过"治霍"这场硬仗，时疫医院董事会意识到扩建新院刻不容缓。在工部局赞助下，沈敦和等人推动再建时疫医院。经热心公益的中外人士共同努力，在市中心"大世界"对面建起时疫医院新的院舍，1920年7月5日正式开业。可惜沈敦和已深染重病未能到场，当日下午在寓所离世，享年64岁。

1926年夏，上海又有疫情发生。此时，曾经与沈敦和携手创办时疫医院的只剩下朱佩珍了。他赶到医院看到收治点人满为患，再加上经费短缺，不禁焦虑万分，冒暑察看医院后又到处募捐。无奈年老体衰，劳累过度，从中暑开始病情日益加重，到秋天就去世了，终年79岁。后来，法租界公董局将租界内一条马路命名为"朱葆三路"（今溪口路），以纪念他对社会公益事业做出的贡献。

（执笔：武凌君）

"鼠疫斗士"伍连德

近代思想家梁启超曾这样评价过一个人："科学输入垂五十年，国中能以学者资格与世界相见者，伍星联博士一人而已。"这位国士无双的伍星联博士何许人？他就是100多年前在东北一战成名的"鼠疫斗士"伍连德。

莫名怪病　突起冰城

1910年11月9日，素有冰城之称的哈尔滨惊现怪病。一名3天前由满洲里来傅家甸（今哈尔滨道外区）的中国工人，在中东铁路工人居住的房屋内突然死亡，病症很是离奇：生前发烧咳血，死后尸体有紫色斑点。

随后，类似怪病患者、死亡人数不断增多。开始还只是每天一两例，以后日益增多，至12月中旬每天数百人。疫情很快向吉林等省蔓延，传播至辽宁，波及河北、山东等地。患病较重者，一人疫亡全家毙命，去现场执行焚烧房屋任务的兵警也相继染疫身亡，一个多月内死亡达数千人。没人知道这是什么疫病，民众出现极度恐慌，纷纷外出逃亡。据东三省督抚锡良奏陈疫情电文所述，此次疫情蔓延至66处，死亡人口4万余人。

清末，东北的某些机构内部设有防疫部门，如光绪年间辽宁沈阳的警总局兼管防疫事宜，局内设卫生科等，但没有独立的防疫机构，缺乏专项资金和专业人员，很多计划往往停留在纸面，以致疫情暴发时人们茫然不知所措，只能在惊恐中看着疫情迅速蔓延。

临危受命　艰难防控

面对不断升级的疫情，清政府委派外务部的施肇基负责防疫事项。施肇基早年曾出洋考察，很清楚要防治瘟疫，需要一位懂得细菌学的专业人士，而他也恰好认识这样一个人——天津北洋军医处的伍连德。

伍连德，祖籍广东新宁县（今广东台山市），1879年3月出生于马来亚北部的槟榔屿。17岁赴英国读书，1903年以优异成绩获得医学博士学位后，回到家乡槟榔屿开办了一家私人诊所。1907年，伍连德收到一份来自清朝直隶总督袁世凯的邀请，聘他到天津北洋军医处任职。过着富足生活的伍连德很快做出回到中国的决定："因为我总想做一点儿较大的医务事业，同时我也想得个机会为自己的祖国服务。"

1910年东北疫情暴发后，正在天津北洋军医处任职的伍连德，接到清政府颁发的东北防疫总指挥官的任命。他没有一丝犹豫，迅速收拾行装赶往疫区。

12月24日，伍连德和助手带着显微镜、照相机，乘坐一辆四轮马车到达哈尔滨。进入城内后，伍连德发现疫情远比预想的严重，家家关门闭户，街上散乱着一具具未及掩埋的尸体和棺椁，令人惨不忍睹。通过现场查看，伍连德初步判断是鼠疫。为尽快确定感染源，伍连德决定解剖尸体，但遭到世俗观念的反对。他想方设法实施了尸体解剖，这也成为中国第一例有记载的现代医学意义上的病理解剖。

伍连德通过病理解剖，结合患者发烧、咳嗽、肺部感染等症状，进一步认定此次鼠疫不是人与鼠之间传播的"腺鼠疫"，而是人与人通过呼吸道飞沫传播的"肺鼠疫"。伍连德对疫病的判断遭到周围人的质疑和反对。但情况很快发生变化，一位不相信伍连德观点，认为是"腺鼠疫"的外国专家，没有采取必要的防护措施，接触鼠疫患者后染疫身亡。这进一步印证了伍连德的判断是正确的。

当时，正值腊月，临近年关，为阻止疫情随返乡过年的人流沿铁路线传播，伍连德提出了一系列措施：控制铁路、公路交通；实施全面隔离政策，鼠疫患者在防疫医院接受治疗，一般接触者在家中隔离；向关内征聘医生；等等。通过努力，伍连德得到俄国和日本的支持，俄国提供的1300节火车皮被用作密切接触者的集中隔离场所。伍连德还组织起庞大的运输队，培训、调动包括邮递员在内的各行业服务人员一起投入防疫活动。正如他在回忆录《鼠疫斗士——伍连德自述》中写道："我扮演了一个庞大组织总司令的角色，给医生、警察、军队，甚至地方官吏下命令。"

为有效防止飞沫传播，伍连德还自创了一种极其简单的双层纱布口罩，由两片纱布夹一块吸水药棉组成，被称作"伍氏口罩"，也就是后来通用的棉纱布口罩前身。伍连德所设计的口罩，成本仅需当时国币两分半钱，以低成本、易制作等特点，为打赢东北鼠疫阻击战立下了汗马功劳。

决战成功　享誉中外

1911年1月，经过两个多月的防疫，感染人数和死亡人数仍不断攀升。问题出在哪里，漏洞来自何方？

陷入苦闷的伍连德，经过哈尔滨城北坟场时，看到半尺厚的雪地上，露天停放着长达1里多的棺柩和尸体。震惊之余，他找到了疫情尚未缓解的关键：尸体处理有漏洞。

正确处理染疫死者的尸体，要么深埋，要么焚烧。鼠疫死亡者的尸体因土地被冻而不能深埋于地下，即使深埋也不能完全切断传染源，最好的处理办法就是焚烧。但焚烧尸体显然与当时人们的传统观念相悖，几乎不可能做到。伍连德思来想去，决定寻求清政府的支持。于是，他联合地方士绅上奏，呼吁朝廷下令焚烧鼠疫死者尸体，最终摄政王载沣拍板，同意了他们的请求。

1月30日，东北三省的鼠疫防控迎来转折点。伍连德现场指挥了这次集体火葬，焚尸活动持续了3天。当年的《远东报》如此报道："闻日前，在东四家焚烧疫尸，防疫局委员等皆不欲往前监视，伍医官自赴该处点查尸数，亲视焚烧，俟焚化净始行回局。"

此后，整个城市的新增病例急剧下降，死亡人数也开始减少，疫情得到有效控制。

3月1日午夜，当鼠疫死亡人数为零的报告传来时，坐落在哈尔滨傅家甸的防疫总部一片沸腾。几天后，鉴于鼠疫死亡连续多日为零，防疫委员会宣布解除对傅家甸的隔离。至4月底，东北三省各地的鼠疫全部消灭。

清末东北鼠疫歼灭战，是中国历史上，也是人类历史上第一次依靠科学手段，在人口密集的大城市成功控制传染病的行动。刚过而立之年的伍连德，作为此次东北防疫总指挥官，在不到4个月时间里，成功终结了一场百年不遇的大瘟疫，震惊了世界，被誉为"鼠疫斗士"。因其在鼠疫研究方面的贡献，1935年伍连德被提名为诺贝尔生理学或医学奖候选人，也是华人世界第一个诺贝尔奖候选人。

（执笔：武凌君）

清末上海"鼠疫检疫风潮"

1910年11月3日，上海《申报》第三版刊登了一条不起眼的《防范鼠疫之通告》，当时没有引起太多的关注。但仅仅两天后，突现的鼠疫死亡病例打破了这座城市的平静，由此引发了一场"鼠疫检疫风潮"。

惊现鼠疫

1910年11月5日，也就是《防范鼠疫之通告》刊登两天后，上海公共租界工部局派人至甘肃路、开封路、七浦路附近检查鼠疫疫情。检查工作进行得非常仔细，不仅挨家挨户检查，对每个人，无论大人还是婴幼儿，都要逐个检查。孰料，在检查位于甘肃路的一家柴房时，发现有两人因感染鼠疫病亡。

工部局随即命令，要求与柴房相邻的豆腐店、首饰店以及周围居民，房屋内所有物品"各物主不得擅行搬运"，并下令"将屋外之地掘深尺余，围以凹凸铅板，禁止居民出入"。隔离措施执行得非常严格，甚至出动了巡捕强令邻近居民搬迁，每天派专人入户检查。

入户检查的西方人士，径直进入居民室内，强令居民不得外出或随意走动，把那些看上去被感染或是脸色泛黄的人都一律强制性隔离。由于入户检查的多为外国男性，引起被检查妇女的极大恐慌。检查人员还对华人居住环境横加指责，任意扩大检查范围，甚至越入华界虹口一带，以致整个上海惶惶不可终日。

市民的恐慌和骚动

鼠疫死亡病例的出现，让上海民众陷入极大恐慌。人们不知道死神会不会突然降临到自己身上，一时间，瘟疫的幽灵游荡在城市乡村，死亡的阴影笼罩在每个人的心头。租界当局强推的检疫措施，激起了民众的不满情绪，导致多次冲突甚至流血事件。从当时《申报》相关报道中，可以看到市民的极度紧张和不安。

11月9日《申报》的一则报道称：西方工作人员检查疫情，有居民以牛粪阻之，也有居民阻止其入室查验，两人均被捕房带走并被罚款大洋5元，作为妨害公共卫生的惩罚。

市民被抓并处以罚款的事情引起上海百姓不满。11月11日《申报》发出忠告，指责工部局有意误传疫情，使"人心惶惶人言籍籍"，并将此事上升至"主权"问题。新闻报道还记载了两起街头骚动：一起发生在"10日上午9时许，外人巡捕一行赴闸北华盛里拘提一拐匿人犯时，民众误以为检查鼠疫，轰动数百人将之围住殴打"；第二起骚动，"工部局卫生处西方工作人员至嘉兴路、哈尔滨路等处调查孩童种痘情形时，民众群起猜疑，一时聚集数百人，欲围攻殴打，该西员寻机脱身而去"。

11月12日《申报》"本埠新闻"以较大篇幅刊登了一篇关于租界鼠疫检疫风潮的文章，详细讲述了居民因鼠疫检疫与西医、捕房间的冲突，以致虹口一带一律闭市，外国团练荷枪实弹四处梭巡以防市民示威。

11月13日工部局出台的《检疫章程》进一步加剧了冲突和矛盾。章程将检疫病种范围扩至13种之多，还有很多涉及罚款的要求和规定：如医生发现传染病不报者罚洋10元；患者家属拒迁出者罚洋50元，无钱者押一月做苦役；阻碍消毒者罚100元或押二月；阻碍种痘罚5元；住房40方尺（约4.5平方米）只许住一人，多住者罚25元；疫死不报工部局自己殓葬者罚25元；等等。

这种以西方人的观念和生活水准来处理华界事务的举措，引起了更多百姓的不满，一时间上海社会秩序极度混乱。无奈之下，工部局宣布暂停查验，并与华商领袖召开会议，希望能妥善处理。

华人自建医院

为稳定人心惶惶和愤愤不满的民众，巡捕房不得不发了一张简明告示："租界防检鼠疫，注重大众卫生。华界权在警局，外人并不来侵。总局卫生科长，亦会严定章程，保护人民性命，本局自有责成，论尔男妇人等，勿听谣传纷纷，纵与外人遇见，毋用大惊小怪，倘敢借端滋事，定即拘局重惩。"

以沈敦和为代表的华人团体开始出面与工部局频繁交涉。11月

14日，沈敦和倡议华人自设医院，由精通中西医的华人医士按华人习俗进行检疫和身体检查，检疫时随派一名女医生同行，以消除妇女顾虑。几经交涉，工部局接受了华人团体意见，双方议定了查疫区域范围，并公开告示：检疫事项均由华人自行检验。

1910年11月24日，上海第一家国人自办的传染病医院成立。

在华人主持下，检疫工作顺利开展。至12月4日，10天内查验了8000余户，未发现1例鼠疫感染。自此查疫工作渐停，鼠疫检疫风潮平息，上海市面逐渐恢复正常。

（执笔：武凌君）

口罩的"前世今生"

口罩，想必大家都不陌生。伴随汹汹来袭的疫情，口罩成为人们外出、办公，甚至居家生活的必需品。看似简简单单几层棉（纱）布制成的口罩，却可有效阻断病毒和细菌对人们的侵袭，在100多年的抗疫斗争中为人类撑起"一片天"。

西方最早的医用口罩

口罩就用途而言，医用是其最基本的功能，也是真正意义上口罩诞生的初衷。西方医用口罩被公认为德国病理学家莱德奇于1896年前后发明，后经其他医生改良而成。

最初，这位德国病理学家发现空气传播病菌会使伤口感染，认为人们讲话时将带菌唾液播撒到空气中，也会导致暴露的伤口恶化，于是建议医生和护士在给病人手术时，戴上一种用纱布制作、能掩住口鼻的罩具。一开始，外科医生直接把自己的嘴巴、鼻子以至胡子用纱布包裹住，使用起来非常不方便，感觉也不舒服。再加上罩具的纱布没有层数规定，防护效果有限。后来，英法医生在实践中对其进行改进，比如装上细铁丝支架、增加纱布层数等，甚至将罩具缝在手术服的衣领上。

1899年，有位法国医生把它改进成可以自由系结，用带子挂在耳朵上的样式，宣告了现代医护口罩的诞生。

1918年大流感在全球肆虐，有2000多万人死于这场大规模瘟疫。当年6月，美国病理学家前往被流感袭击的军营，看到驻地医院的负责人正在演示新的隔离方法：给患有感冒的病人戴上纱布口罩，防止流感传染其他人。病理学家迅速将这种方法推广到美国所有的军营。8月10日，《美国医学会杂志》发表相关论文，提出应将佩戴口罩作为控制传染的一种最重要的常规措施。此后，各国开始推行民众佩戴口罩，口罩自此走入公众生活，成为常备物品。

二战后，口罩的使用在西方社会有所淡化，这与西方近几十年来重视医疗保健，且没有发生大规模瘟疫有关。另外，也与文化因素、生活习惯有关，在有些国家，一般生病的人才佩戴口罩，也有人认为佩戴口罩有悖"自由"的理念。近年来，一些国家因担心宗教极端主义等问题，颁布"蒙面禁令"，规定在公共场合不能使用任何材料遮盖面部。

中国百余年前诞生的"伍氏口罩"

在中国古代，若口气不洁或防止被污染，人们往往用手或者衣袖予以遮挡，可算是最早的"口罩"使用。这种礼仪在2000年前的典籍中有所记载。《礼疏》中有"掩口，恐气触人"；《孟子·离娄》

中有"西子家不洁，则人皆掩鼻而过之"。后来的中国古代宫廷中，为防止口气污染食物，人们开始使用丝巾来遮盖口鼻。

中国人开始广泛佩戴口罩，要从清末东三省的鼠疫说起。1910年东北鼠疫大流行，清政府指派的防疫总指挥官伍连德，为有效防控通过飞沫传播的"肺鼠疫"蔓延，设计推出"伍氏口罩"。最初只要求防疫人员必须佩戴，但很快也被民众所接受。这种口罩采用普通外科纱布，折成双层，中间放置长6寸（1寸约3.3厘米）、宽4寸、厚半寸的药棉，再将纱布两端分别剪成两条，两两缠绕在脑后打结。简单易做，价格低廉。这种简单的防护工具，在抗击东北鼠疫过程中发挥了重要作用。

1929年，暴发于上海的流行性脑脊髓膜炎开始席卷全国，有关方面倡导了全民戴口罩的大规模防疫行动。南京的鼓楼医院专门备有充足的口罩，供普通民众购买。在浙江平湖，除了开设专门的防疫诊所外，还向各界民众分发口罩。大小报纸、专业医刊也纷纷以此为题发表相关文章，宣传口罩功用。当时，上海的口罩多以墨色布制成，普通民众似乎并不买账。于是，各路新闻媒体大展所长，从不同角度进行论证。为了让人们积极佩戴，甚至把它和"时尚"联系到一起。当时的《新闻报》以《最时髦的春装》为题，探讨佩戴口罩的重要性。一些刊物还教主妇们编织毛线口罩，以便冬天使用。

中华人民共和国成立后，随着公共卫生事业的日益发展，口罩被运用到越来越多的生活场景中：美容店理发师理发、亲友到医院探视病人、学生在校打扫卫生……

20世纪中后期，口罩使用次数明显增加，在历次大流感疫情中扮演重要角色。2003年的"非典"疫情，口罩的使用和普及达到新高潮，各大药店门前排起长长的队伍，人们争相抢购。那些普通医用、外科防护等口罩，给医护人员和民众带来一份简单安心的防护。

（执笔：武凌君）

从"天坛株"到艾滋病疫苗

"天坛株"是生产国产天花疫苗的重要毒株之一。在中华人民共和国消灭天花的历史上，它功不可没。这个毒株从研制到推广应用，再到21世纪用来开发艾滋病疫苗，经历了一波三折的艰辛历程。它的成功，凝聚了许多生物学家的心血和汗水，见证了中国人民同瘟疫顽强抗争的一段历史。

千呼万唤始出来

天花是由传染性极强的天花病毒引起的一种非常可怕的古老传染病。人类在与天花斗争中，逐渐发现可以通过种痘技术预防天花。人痘接种术最早起源于中国，后来流传到西欧。18世纪，英国医生爱德华·琴纳又发明了牛痘接种术。从此，比人痘更安全的牛痘接种法正式诞生，并开始在全世界推广。

19世纪初，广东人邱熺从在澳门的英国医师亚历山大·皮尔逊那里学到牛痘接种术，并把这个技术带回广州，在绅商支持下，设立痘局为民众施种牛痘，每次收取50钱至1银圆的费用，这在当时来说是一笔不小的开支。高额的收费让不少贫民望而却步，接种牛痘疫苗的人始终是少数。后来，这项技术传播到湖南、江西、浙江等地。但是，牛痘疫苗良莠不齐，真伪难辨，而且用于生产牛痘疫苗的毒株来历不明，从而影响了痘苗质量。

1919年，北洋政府成立中国第一个官方防疫机构——中央防疫处。该处从日本引进毒株用于牛痘疫苗生产，由于数量有限，痘苗价格十分昂贵。

中国能不能自己培育天花毒株来生产疫苗？当时在中央防疫处工作的齐长庆，向时任副处长严智钟表达了希望承担研制中国天花毒株的强烈意愿。此时，齐长庆刚从日本东京帝国大学传染病研究所进修回来，专门做疫苗研究工作。

生产疫苗，必须找到一个好的毒株。从细菌或病毒的携带者身上分离出来的毒株，叫街毒或野毒株，不能直接用来生产疫苗，必须经过传代减毒，减到既能让人产生抗体，又不会让人致病，还要生命力强、能大量繁殖。这样的减毒株，才能用来生产疫苗。

1926年2月，一名西北军士兵不幸得了天花，头痛高热、全身起疱，住进了位于东四十条胡同的北京市传染病医院。院长严智钟虽然已经辞去了中央防疫处的职务，但心里也记挂着齐长庆研制天花毒株的事情。他见患者身上特别是脸上有成片的疱痂，符合采集野毒株的条件，便立即通知齐长庆到医院来。齐长庆兴奋不已，带着助手李严茂立即赶到医院，从患者身上取了一块带疱浆的痂皮，带回实验室。

齐长庆将痂皮研磨后接种在猴子的皮肤上，经过接种后发痘，再传种给另一只猴子，在猴子皮肤上传2代后，接种家兔皮肤和睾丸，并连续传5代，再转种到犊牛皮肤上，又连续传3代。经过10代减毒之后，一种免疫力好、副作用小的天花毒株诞生了！经检测，这个毒株的毒力与日本牛痘疫苗毒种相似，被定名为"天坛株"。

1927年，中央防疫处开始用"天坛株"生产我国的牛痘疫苗。民国时期，由于战乱的影响，"天坛株"牛痘疫苗生产规模较小，种痘人数不多，天花依然是令人闻之色变的瘟神，给人民群众的生命健康造成重大伤害。即使在上海这样的大城市，人们也无法幸免，1926年至1949年的23年间，天花在上海有6次大流行。

起死回生创奇迹

新中国成立后，全国从1950年起广泛开展轰轰烈烈的"种痘运动"，向天花宣战。1951年，我国召开第一次生物制品工作会议，规定一律使用"天坛株"生产牛痘疫苗。由此，"天坛株"在全国普及。

但当时生产的痘苗是液体痘苗，保质期最长只有3个月。中国国土面积大，交通又很不发达，液体痘苗保证城市供应没问题，却难以保证农村需求，特别是偏远地区。要保证人人都能接种，提高痘苗的保质期是关键环节。

恰在此时，武汉生物制品研究所研究员林放涛发明了蛋白胨冷冻干燥技术，使痘苗的保质期从3个月提高到1年，而且更便于运输。冷冻干燥技术的推广，让全民种痘有了可能。当时全国各生物制品研究所同时生产液体和固体两种痘苗，液体的用在城市，固体的则运往农村。

正当用"天坛株"生产的疫苗在全国推广之时，却遭到严重的挫折。1954年以后，全国掀起向苏联学习的高潮，各生物制品研究所被强制采用苏联莫洛佐夫研制的"苏联株"生产天花疫苗，主要原因是苏联方法可以大批量生产。"天坛株"面临弃置不用，乃至被销毁的危险。

此时，齐长庆已离开了前身为中央防疫处的卫生部生物制品研究所。他的助手李严茂把"天坛株"看得比自己的生命还重要，一直精心呵护着。接到销毁"天坛株"的命令，李严茂心里翻江倒海，整夜整夜睡不着，心想：齐老好不容易培育了"天坛株"，如果在自己的手上给销毁了，不仅对不起齐老，更对不起中国百姓。"豁出去了！"他把"天坛株"封得严严实实的，外面再用油纸包裹起来，悄悄塞在冷库的角落里。"天坛株"这才躲过一劫，安然无恙。

1960年莫斯科天花大流行，人们开始对莫洛佐夫疫苗的免疫效果产生怀疑。于是，在当年天花治疗经验交流会上，李严茂将"天坛株"找出来，与"苏联株"进行比较实验，并与Lister株（国际参考株）、Danish株（强毒株）和EM-63株（弱毒株）做对照。经过实验，证明"天坛株"的免疫原性最好，比"苏联株"更有效。于是，中国恢复使用"天坛株"生产疫苗。

1961年，中国最终消灭天花，比全球提前了19年之久，最大的功臣当数"天坛株"。1980年世界卫生组织宣布消灭天花之后，我国即停止了常规种痘，牛痘疫苗生产也宣告停止。

焕发青春抗"艾滋"

艾滋病（HIV）是人类目前面临的最严重的公共卫生威胁之一。尽管全球在防治艾滋病方面投入很多人力物力，但艾滋病的流行依然得不到有效控制。至2006年，全球约有3000万艾滋病感染者。由于缺乏特效药，现代人谈"艾"色变。

在征服艾滋病的进程中，成功研制出疫苗是人类最大的渴望。从20世纪80年代开始，全世界的科学家一直在顽强探索。我国虽有覆盖全国的疫苗生产系统和良好的疫苗试验现场，但如果在艾滋病疫苗研究中没有独立自主的上游研发，必然处处受制于人。

"走自己的路，发展有自主知识产权的疫苗！"中国艾滋病预防控制中心首席专家邵一鸣的信念十分坚定。1988年，博士毕业不久的邵一鸣被调往日内瓦世界卫生组织（WHO）总部，成为WHO艾滋病机构中全球最年轻的顾问，负责HIV基础研究工作。1989年，他毅然回国，投入到艾滋病防治和科研工作。

经过长时间的摸索，邵一鸣选择了国际最先进的联合免疫策略，与国家级疫苗研发中心合作，以我国"天坛株"天花疫苗为主要载体，攻克了一个个科学技术难关，终于完成了DNA（脱氧核糖核酸）天花疫苗重组艾滋病疫苗的研制工作。为了验证疫苗的安全性，他们在恒河猴身上进行了长时间的动物实验，证实疫苗能够保护动物不被艾滋病毒感染，明显优于国际上大多数现有疫苗的免疫效果。

2006年11月，由国家"863"计划资助、中国艾滋病预防控制中心与北京生物制品研究所共同研制的"DNA—天坛痘苗复合型艾滋病疫苗"，正式获准进入Ⅰ期临床观察。这是世界上首次以"天坛株"为载体制备的复合型艾滋病毒活疫苗，具有完全的自主知识产权。

中国研制中的艾滋病疫苗之所以选用老一辈科学家培养的"天坛株"天花疫苗，是因为"天坛株"使用时间长、范围广、数据可靠，是可复制性强、安全有保障的牛痘疫苗毒株，非常适合用来做抗艾滋病疫苗的"胚子"。

停用了近30年的老疫苗又焕发了"青春"。目前，肩负着抵御艾滋病病毒使命的DNA"战士"还在不断进行临床试验，期待能在人类抗击艾滋病毒中再立新功！

（执笔：董斌）

中国微生物科学奠基人汤飞凡

在世界的东方，有一位大师级微生物学家，他曾两度重建中国最早的国家生物制品机构——中央防疫处，领导研制了中国最早的白喉疫苗、青霉素等生物制品，并在世界上首次成功分离出沙眼衣原体。他就是被誉为中国微生物科学奠基人的汤飞凡。

两度重建中央防疫处

1938年春天，抗日战争的烽火在华夏大地燃烧，中华民族到了最危险的时刻。正在上海的汤飞凡，收到时任国民政府卫生署署长、他的大学老师颜福庆的来信，邀请他去长沙筹建中央防疫处。抗日战争爆发后，中央防疫处被迫由北平迁往南京，南京沦陷后，中央防疫处面临何去何从的问题。

汤飞凡，1897年出生于湖南醴陵西乡。1921年毕业于长沙湘雅医学院，获医学博士学位。对于毕业后的去向，汤飞凡认为："当一个医生一辈子能治好多少病人?！如果发明一种预防方法，却可以使亿万人不得传染病。"为此，他进入北京协和医学院细菌学系进修。1925年被推荐到美国哈佛大学医学院，师从美国免疫学家协会和微生物学会主席秦瑟教授，学习细菌学和免疫学。1929年，汤飞凡毅然放弃美国优越的学习和生活条件回国，在中央大学医学院（上海医科大学前身）任教。

汤飞凡深知，国家危难之时，需要大量的生物制品来挽救亿万抗日军民的生命，而这有赖于建立一个正规的国家生物制品研究机构。于是，接到老师的邀请后他毫不犹豫，立即携家眷赶赴长沙，开始筹建中央防疫处。

正当筹建工作紧张进行之时，1939年的长沙遭到日军多次狂轰滥炸。眼看长沙城就要守不住了，汤飞凡决定将中央防疫处迁至昆明。

在那个硝烟弥漫的战争年代，汤飞凡和同事克服人力、物力、财力不足的困难，为建设新的微生物研究基地历尽艰辛。从选址、接洽建筑商，到购买材料、监理修建，甚至配置设备等事务，汤飞凡都要亲自操劳。

当时，汤飞凡手里仅有的300银圆远远不够，为筹措建设资金，他想方设法，四处奔走，终于得到了云南惠滇银行担保，从几家私人银行筹措到现金，用低于市场4/5的价格，购得昆明郊区西山脚下一块荒滩，开始建设中央防疫处新址。1940年，新址终于建成。

艰难困苦，玉汝于成。在科研条件极端困难的情况下，汤飞凡带领下属摒弃传统机构设置理念，设立现代化的检定室、动物室、消毒室，制定先进的技术管理制度，大力引进优秀人才，创造了中国生物制品史上的第一个辉煌时期：发明乙醚处理牛痘疫苗技术，制成中国最早的白喉疫苗、斑疹伤寒疫苗、青霉素等。他们生产的疫苗等生物制品，不但供应大西南防疫，还支援陕甘宁解放区和在中缅边境作战的英美盟军，获得国内外广泛赞誉。从中央防疫处还走出了朱既明、魏曦、刘隽湘等一批新中国生物制品行业的栋梁之材。

1945 年抗日战争胜利后，卫生署决定将中央防疫处迁回北平（今北京），改名为中央防疫实验处。汤飞凡又承担起了在中央防疫处原址上重建新研究机构的重任。新中国成立后，国民政府中央防疫实验处完整地交到人民手中，为新中国献上了一份贺礼。

生产出中国首批青霉素

20世纪三四十年代，青霉素被称为"神药"。大叶性肺炎、淋病、梅毒等当时无药可治的病，青霉素却可药到病除。那时青霉素在中国叫"盘尼西林"，由于西方严格管制，中国不能生产，该药价格高得惊人，普通人根本用不起。

1941年，目睹中国人民抗日战争的惨烈，以及大量受伤战士因感染不幸牺牲的遭遇，汤飞凡下定决心："中国人一定要自己生产出青霉素。"于是，他让中央防疫处的技术人员朱既明和黄有为两人协助自己，开始研制青霉素。

制造青霉素的第一步，是要找到能产生青霉素的青霉菌。青霉是一个大家族，只有其中的点青霉和黄青霉才能提取出青霉素，而要找到这两种青霉十分不易。于是，汤飞凡发动中央防疫处全体人员四处寻找点青霉和黄青霉。正当大家绞尽脑汁寻找的时候，一位技术人员受云南霉豆腐制作方法的启发，无意中从血清室技术助理员皮鞋上的霉点中，首次成功分离出了青霉素菌株。

菌株找到了，但如何从培养的菌株中提纯出青霉素又成了一个难题。西方将生产、提纯青霉素的方法视为机密，汤飞凡只能自己琢磨。他们在实验室里，不管怎么改进，用"土办法"制造出来的青霉素只有100单位/瓶，而当时美国研制出来的青霉素是5万单位/瓶，差距十分明显。浓度直接影响到青霉素的抗菌效果，必须提纯出更高浓度的青霉素才能有效治病。

汤飞凡、朱既明等不知经过多少次实验，终于摸清了青霉素对酸碱条件的特殊要求，用化学的方法使之纯化和浓缩，达到了与美国的同类产品不相上下的水平。

提取到了青霉素，保管和储存问题又摆在汤飞凡他们面前。青霉素在液体中很不稳定，容易挥发，必须把它变成固体。

液体变固体，烘烤是最简便的办法，但对青霉素而言，烘烤会加速其挥发。国外的办法是用化学干燥机，而在当时资源短缺的昆明，到哪儿去找这宝贝机器？

依靠进口，短期内又不可能实现。他们决定自己设计制造出一台化学干燥机来。黄有为具体承担研制任务，他不分昼夜、废寝忘食地在机房忙碌，连吃饭都是由妻子送到实验室。最后，他们把许多人认为"不可能"的事办成了。

众所期盼的青霉素终于在汤飞凡等人手里研制成功了！在抗日战争的特殊时期，防疫处困难重重，缺钱缺物，制造出青霉素后，可算抱了一个"大金娃娃"。汤飞凡却没有因此为个人牟利，而是以一元一支的价格供应急需的军民。对需要救命的穷人，往往减价甚至无偿提供。

分离培养沙眼病原体

20世纪50年代，沙眼在世界上许多地区广泛流行。在中国，沙眼的发病率高达50%以上，一些农村地区有"十眼九沙"之说。

早在1907年，捷克科学家提出沙眼是由病毒引起的学说。但这种病毒是什么、如何把它分离出来，却一直是个谜。沙眼病毒研究也只能停留在科研阶段而不能深入，沙眼病的预防和治疗也无法突破。

汤飞凡决定挑战这一难题！1955年，他带着助手在同仁医院沙眼门诊采集200多例典型沙眼病例样本，带回去进行培养，并用了一年时间，通过传统方法进行病毒分离，却无一成功。

面对一次又一次失败，汤飞凡认识到：不能再重复别人的病毒分离方法，一定要走自己的路。他反复总结失败的经验教训，查阅大量相关资料，终于发现沙眼病毒适宜在35℃的环境中生长。

1956年6月，他按照新的方法先将沙眼病毒在鸡胚中经过三代培养，然后再进行8次分离试验，终于分离出世界上第一株沙眼病毒，在国际科学界引起了巨大的反响。

为弄清楚病毒是如何引起沙眼的，汤飞凡向卫生部申请进行人体感染试验。但卫生部没有同意汤飞凡的请求，更不赞成他用自己的眼睛做试验。

就在人们以为他已经放弃人体试验的时候，他却在新年假期里不声不响地将沙眼病毒滴进自己的一只眼睛，另一只眼睛作为对照。

他说："一个科学家的勇气和责任，就是应该知难而进，为人类解决最迫切的问题。"

很快，他做试验的那只眼睛肿得像核桃那样大，出现发痒、疼痛、流泪等典型的沙眼症状。为了观察全部病程，在之后40天内，他强忍痛苦，冒着失明的危险，仍坚持不做任何治疗。通过在自己身上收集到的可靠临床资料，他完整地描述出沙眼病毒所引起的病变全过程，证实自己分离出的沙眼病毒的致病性，由此终结了延续半个多世纪的关于沙眼病原的争论。

后来，国际上将沙眼病毒和其他几种介于病毒和细菌之间的微生物命名为"衣原体"。沙眼衣原体的发现，让人们准确找到了治疗沙眼的药物，使一度危害全球的沙眼病以惊人的速度减少。汤飞凡的沙眼衣原体分离培养成功，被作为1958年医学界十大事件之一而载入世界科技史册，他本人被世界公认为"衣原体之父"。1981年，为了表彰他的突出贡献，国际沙眼防治组织向他追授了沙眼金质奖章。

（执笔：董斌）

中国卡介苗的奠基人王良

结核病是一种古老而又顽固的传染病，很长一个时期内被视为绝症。特别是占结核病80%以上的肺结核，民间也称痨病，患者咳嗽咳血、面色苍白，无药可治，被称为"白色瘟疫"。在中国防治结核病历史上，有一位名叫王良的医生历尽千辛万苦，赴法学习取经，成功培育出中国的卡介苗疫苗，被誉为"中国卡介苗的奠基人"。

历经波折赴法取经

1925年，山城重庆。一个疲惫的身影从实验室里走出，翻阅着最近的报刊，以缓解郁闷的心情。忽然，一本刊物上的消息吸引了他的眼球——法国科学家卡尔美和介林发明了卡介苗，能有效地预防结核病。他顿时欣喜若狂，一个念头油然而生：赴法国学习取经。

这个人就是王良，1891年出生于四川成都。他矢志与结核病抗争是有缘由的。他的兄妹从小就得了肺结核病，整天病恹恹的，少年的他对这种病产生极大的憎恶。因此，他选择了学医，考入法国人在越南办的河内医学院医学系。可不幸的是，就在他1913年毕业回国那一年，家里传来噩耗，一兄一妹先后死于痨病。悲痛之余，想到中国痨病非常普遍，且无防治的特效药，他于是暗暗发誓，一定要找到根治这病魔的良方。为此，他自设实验室，研究对抗结核病的疫苗，可10余年几乎毫无进展。

早在1907年，法国巴黎巴斯德研究院的医生卡尔美和兽医介林经过多次实验，从患结核病的乳牛所产的奶中分离出一种牛型结核杆菌，并将之在一种特殊的培养基中每二周至三周移种传代一次，然后给马、牛、羊、家兔、豚鼠接种。历经13年，传了230多代，终于研制成功结核病疫苗！1921年开始首次给人体接种，第二年逐步向世界推广。为了纪念卡尔美和介林，人们将这个疫苗命名为"卡介苗"。

1930年，正当王良筹措经费准备起程的时候，德国吕伯克城传来一个不幸的消息，200多个接种卡介苗的儿童，有73人患结核病死亡。卡介苗的发明人卡尔美和介林被指责为杀人凶手。这件事震惊了全世界，也给准备赴法取经的王良泼了一盆冷水。

为此，德国政府专门成立一个调查组前往调查，发现事故的原因并非卡介苗本身的问题，而是因卡介苗在制备过程中受到污染所致。得知真相后，王良心里的一块石头终于落了地，这更坚定了他去法国的决心。

1931年，王良从重庆经水路到上海，再乘法国邮轮去巴黎。不料，邮轮在印度洋上不慎失火，浓烟滚滚，一片混乱，他仓皇跳上救生艇，漂了十几个小时，才被过往的商船救起。

大难不死的王良几经辗转，到了巴黎，进入巴斯德研究院卡介苗实验室学习。一个中国学生不远万里自费来拜师求教，让卡尔美和介林十分感动。此时,卡尔美已重病在身,介林便亲自把技术毫无保留地教给了王良。

1933年,王良带着介林赠送的一批卡介苗及菌株,以及采购的一批制作卡介苗的设备,学成回国。

燃起的希望被浇灭

回到重庆后,王良在自己开的仁爱堂医院建立了中国第一个卡介苗实验室。他把带回国的卡介苗菌株小心地放在一个培养基上,为菌株配制了充足的营养,让菌株健康成长。数月后,他见菌株已经成熟,就用从法国学到的技术,从菌株中提纯卡介苗溶液。中国的卡介苗诞生了!

卡介苗必须进行人体试验才能证明是否培养成功。我国是一个结核病感染率较高的国家,儿童特别是刚出生的婴儿,免疫功能发育不全,抵抗疾病能力较差,易受到结核菌的感染。因而,婴幼儿接种卡介苗显得更为迫切。

当时人们并不了解卡介苗,对它究竟能否防治结核病心存疑虑,谁愿意冒险让自家的孩子接种呢?王良在重庆的各大医院、社区宣传结核病的危害,讲解接种卡介苗的重要性,他还动员熟悉的人和亲戚朋友给孩子接种卡介苗。终于,有人把孩子送来接种了。

王良用自己培育出的卡介苗初次给儿童接种,十分小心谨慎。他先对儿童进行全面体检,仔细评估他们的身体状况,再进行接种,以确保万无一失。在随后的跟踪随访中,他发现接种了卡介苗的儿童,不仅没有不良反应,而且身体都比较健康,对一般的传染病还有抵抗力。接种疫苗取得成功，极大地鼓舞了王良的信心，控制"白色瘟疫"终于有望了。

随后，王良开始为更多的儿童接种卡介苗。1933年至1939年，王良用自己制作的卡介苗累计为800余名儿童接种，没有出现一例严重不良反应。

正当王良计划进一步推广应用卡介苗的时候，1939年的一天，重庆国民政府卫生署的几位官员来到王良的实验室检查。他们见实验室的设备比较简陋，没有官方的正式许可，不听王良申辩，就责令王良停止制作和接种卡介苗。

王良一颗火热的心被浇了一盆冷水，对此十分不满。他叹了口气，愤愤地说："我用尽了所有力量和心血，想为祖国的防痨事业尽一份微力，不料20多年的心愿竟遭非议。"尽管如此，他还是将从法国带回来的卡介苗菌株（一种冻干粉剂）小心翼翼地保存下来，相信总有一天会派上用场的。

搭建起大展身手的舞台

同样的实验室、同样的卡介苗，在新旧中国却是两重天。

1949年重庆解放，西南军政委员会成立。有一天，王良家中来了一位重要的客人——时任军政委员会卫生部部长钱信忠。他从参加八路军开始，就一直在卫生战线工作，听说过王良赴法学习并研制出中国卡介苗的事迹，对王良很是敬佩。他仔细参观了王良的实验室，对王良在如此简陋的实验室里制造出卡介苗大加赞赏。他热情地鼓励王良为人民的卫生事业多做贡献，并邀请王良参加即将在北京召开的全国卫生工作会议。王良激动不已，欣然答应。

1950年8月，新中国成立后的第一届全国卫生工作会议召开，王良出席会议并介绍了研制卡介苗的经验。会议期间，王良受命筹建西南卡介苗制造研究所并任所长。1951年，研究所在重庆正式成立。王良热情高涨，放开手脚大干起来，恢复了曾被国民政府"叫停"的卡介苗生产。

王良培育的卡介苗迅速在全国免费推广。从1951年8月起，卫生部为此先后举办3期卡介苗推行人员训练班。王良耐心地讲解卡介苗知识及接种技术，培养了一大批卡介苗接种技术人员。与此同时，我国其他生物研究所也生产了各自培育的卡介苗，共同给全国的儿童接种。到1954年，有20个省共接种300余万儿童，大大降低了结核病患病率。

1956年，重庆西南卡介苗制造研究所并入成都生物制品研究所，王良任副所长兼卡介苗实验室主任。他以更大的热情投入到工作中，继续推进卡介苗的培养和生产。

随着我国卡介苗接种工作的持续推进，结核病发病率从解放初的每10万人4000例，下降到2000年每10万人43例，结核病防治工作取得巨大成就。

进入21世纪，结核病在全球又有卷土重来之势，2016年以来已致死170余万人。世界卫生组织在2018年宣布，结核病已超过艾滋病，成为最致命的传染病之一。有医学专家指出，随着耐药性结核病的不断增加，卡介苗的历史使命还远远没有结束。

（执笔：董斌）

延安军民奋起抗击脑膜炎疫情

　　1944年元旦刚过，一场突如其来的脑膜炎疫情悄然向革命圣地延安袭来。在中国共产党的领导下，陕甘宁边区克服缺医少药的不利条件，坚持广泛动员、中西医结合，积极开展群众性卫生运动，最终赢得了这场特殊战"疫"的胜利。

汹汹疫情袭延安

　　1月初的延安，春寒料峭，在抗日军民同仇敌忾向日本帝国主义展开反攻之际，延安县（隶属延安市）川口、柳林、金盆等区的农村暴发疫情。患病者普遍出现胸闷、头痛、眩晕、四肢麻木、面色苍白、上吐下泻等症状，短则两三小时，长则两三天就死去。其中，死者多为妇女和儿童。

　　疫情来势汹汹，迅速蔓延至河庄、丰富等地。到5月12日，延安县病死者达500余人。其中，柳林区病势最为严峻，共死亡229人，仅圪拉沟一村就病死14人。更可怕的是，疫情由农村迅速蔓延到延安市。5个月内，疫情导致延安县和延安市死亡742人。一时间，人心惶惶，人们把希望都寄托在边区政府身上。

究竟是什么传染病这么凶险？延安医院紧急抽调下乡的医生会诊后认为，这是流行性脑膜炎。为弄清发病原因，医生们进行了调查走访，发现延安地区很多水井里杂菌丛生，猪、牛常常在水井旁的泥潭中打滚、排泄。一些群众喝水并未煮开，不注意个人卫生，身上虱子跳蚤较多。农村地区厕所比较简陋，容易外泄，污染环境，等等。因此，他们认为发病的主要原因是饮用水源不干净、卫生环境差。

边区上下齐动员

毛泽东得知延安发生疫情的消息后，心情非常沉重，立即给有关部门发出指示："延安疫病流行，我们共产党在这里管事，就应当看得见，想办法加以解决……"陕甘宁边区政府按照毛泽东的指示，立即召开会议，专题研究对策，充实防疫总委员会和边区医疗队，集中人力物力，开展防疫工作。

医疗战线发挥抗疫主力军作用，积极救治感染病人。各医务机关、医院组织流动医疗队，包片包村，各负其责。中央卫生处负责延安市西北区、延安县河庄区；留守兵团卫生部、和平医院、医科大学负责延安县川口、金盆区；边区卫生处负责延安县柳林、丰富两区。边区医院增设床位，尽最大可能收治患者，并用政府拨款炮制大宗药品，分发给群众服用；各医务所负责联系所在地群众，方便群众就医。

各机关、学校、部队也紧急动员起来，组织群众搞好防疫。有的帮助居民大扫除、增建厕所；有的在村头挖垃圾坑、修理水井；有的开展防疫卫生宣传，号召群众不喝生水，不吃死猪肉，吃酸菜必须炒熟；等等。乡亲们看在眼里、暖在心上，帮着干这干那，还给他们送水送饭。

经过几个月的连续奋战，疫情逐步得到控制，紧张的气氛缓和了下来。

中西医合作抗疫

疫情面前，边区医疗队无论是中医还是西医，各自发挥特长，努力为控制疫情探索办法。

陕甘宁边区政府副主席、中医名家李鼎铭，邀请毕光斗等延安中医一起会商疫情。李鼎铭说：西医打针用药虽然见效快，但容易头痛医头脚痛医脚，治疗传染病的效果并不一定好。中医是我们国家的瑰宝，可以从中医病理诊治立场出发，对疫情做出独立判断，因时因地制宜，开出特制方剂，让下乡干部带上，直接给群众服用，既简便又有效。其他几位中医也纷纷表示赞同。

于是，延安制药厂就按照几位老中医开出的药方，四处采集中草药，洗净晾干，在院子里熬制药品，制成一袋袋方剂，向群众大量散发。喝了方剂的群众，得病的逐步有所好转，没病的也增强了抵抗力。

对此，毛泽东深有感触。5月24日，他在延安大学开学典礼上的讲话中，对中西医结合问题做了深刻阐述："不管是中医还是西医，作用都是要治好病……能把娃娃养大，把生病的人治好，中医我们奖励，西医我们也奖励。我们提出这样的口号：这两种医生要合作。"

为动员中西医团结合作、共抗疫情，《解放日报》又专门发表社论："目前亟待解决的一个重要问题，就是要在中西医密切合作的方针下，大批培养边区医药卫生工作干部，以便在最近三五年以内，具体实现毛主席指示，做到每个乡都有医务所，都有医生。"

中西医合作成为一句响亮的口号，不仅对当时抗击疫情产生重要影响，而且成为中国共产党领导边区群众卫生工作的一项长期基本方针。

开展群众性卫生运动

中共中央在认真总结疫情防治经验教训的基础上，结合陕甘宁边区实际情况，提出并形成以预防为主、群防群治、宣传教育为主要特色的疫情治理思路。毛泽东反复强调："减少人民疾病死亡的基本方针就是预防，就是开展群众性的卫生运动。"

1944年疫情发生后，延安在全市开展"十个一运动"，要求每区有一个卫生合作社，每乡有一个医生，每村有一个接生员、一眼水井，每户有一处厕所等，推动群众性卫生运动深入发展。

对边区的普通群众来说，读书看报尚存在一定的困难。为了让他们了解卫生防疫知识，边区宣传部门通过举办庙会、医疗卫生展览会以及秧歌、戏剧文艺表演等群众喜闻乐见的形式，开展卫生防疫宣传教育，受到群众的喜爱。如1944年7月举办的延安市卫生展览会，共展出实物659件、图画260张，并配以通俗易懂的文字说明。前来观看的群众络绎不绝，有些人连看四五次尚不满足。展览会历时8天，累计参观人数达万余人次。

疫情防控期间，群众普遍希望就近看病，但延安医疗力量有限，于是边区政府探索创办了卫生合作社这一民办公助的合作医疗机构。卫生合作社成立后，积极普及卫生防疫知识，为群众种牛痘、注射疫苗，收集研究民间药方，参与传染病的治疗等，真正做到了"有钱出钱，有工出工，有药出药，大家动手，卫生合作"，对边区医疗体系建设起到了推动作用。

群众性卫生运动的开展，收到了减少和预防传染病发生的良好效果，也为新中国成立后开展爱国卫生运动积累了经验。

（执笔：董斌）

霍乱疫情再袭申城

霍乱是由霍乱弧菌导致的消化道传染病，俗称"虎烈拉"，多发生在夏季。民国时期，作为国际都市、商埠重地的上海，霍乱频繁发生，从1912年至1938年共发生6次大流行。1946年，刚从抗日战争中恢复的上海，再次被霍乱疫情打破了平静和安宁。

猖獗疫情袭来

1946年5月23日，上海沪西区、闸北区首先报告发现6例霍乱病例。至28日，病例快速增长到14例，有3例在一日之内即死亡，其他患者病势严重。进入6月，霍乱迅速从沪西区、闸北区蔓延至南市区。至26日，霍乱患者增长到68人。7月初，霍乱又进一步蔓延至虹口区、沪东区。

上海市政府感到疫情事态比较严重，于是在7月4日，由市防疫委员会发布公告，提醒市民注意防疫："疫病辄按几何率增加，从五月二十三日发现第一病例起，今日为第四十三日，平均每日二十七例，约每周增加一倍。"市政部门负责人在防疫经费筹募大会上说："今年霍乱流行，以情势观察，恐较一九三八年尤盛。"7月底，疫情毫无消退迹象，霍乱患者已超3000人。市民开始人心惶惶，气氛高度紧张起来。

一时间，上海各大传染病医院人满为患。据当时报纸报道："现除广慈医院尚有二十余张空床位外，其他各医院与私立时疫医院，昨日均已宣告额满，无法收容。"位于闸北区天通庵路的市立第一传染病医院，不得已又加盖活动病房两所，但仍不能满足患者就医需求。

找准源头防传染

那么，凶猛而来的霍乱是什么原因导致的呢?

专家认为，因霍乱弧菌易通过饮用水传播，不干净的河水、土井水是霍乱暴发的原因之一。

当时，只有经济条件较好的上海市民能够使用自来水，而多数平民用的仍是河水与土井水。由于城市内的污水大多未经处理就直接排入河内，导致河水水质遭到严重污染，因而经常引起霍乱等传染病。此次霍乱疫情，感染者多为生活在平民区且没有条件饮用自来水的贫民。

上海贫民区人口密集、居住环境差，也是原因之一。据《上海小志》记载："地面有限，人口无限，房屋栉比，地价日增，就居者月糜不资。……房屋开间则愈造愈窄，天井小如一线，灶披窄仅数尺，以'鸽笼'非过也。"地域狭小，人口膨胀，既影响平民的生活质量，又为瘟疫传播创造了条件。

垃圾也是滋生和传播病毒的一大恶源。上海南市区、闸北区和沪西区的垃圾堆场较多，导致这些地区成为此次霍乱疫情的重灾区。环卫工人由于薪资微薄，且长期在恶劣环境中工作，常常怨声载道。就在此次霍乱疫情暴发之际，环卫工与国民政府的积怨再次爆发，开始罢工。一时间，上海市区路面上垃圾堆积如山，加之天气逐渐炎热，恶臭难闻，蚊蝇滋生，给本就举步维艰的防疫工作带来更多障碍。

市政府首先将隔离问题水源、切断传播路径、保障水源清洁与饮食安全作为防疫工作的重中之重。采取了加大饮用水消毒力度，在市内各贫民区安装特制的"防疫龙头"，提供清洁水源等措施。

在保障饮食安全卫生方面，卫生局、警察局派出宣传车，架着高音喇叭，行驶在大街小巷，四处宣传防治霍乱的要点：快打防疫针；饮水要煮开，菜食要烧熟，千万勿吃生冷；饮用食具要用开水消毒；用纱罩纱橱防蝇、用蝇拍蝇笼灭蝇；染疫病人，速送时疫医院医治。各种防疫宣传报贴画也贴满街头。与此同时，相关部门加大了取缔不洁冷饮食品摊位的力度，组织卫生训练班，对上海各餐馆从业人员进行培训，督促其学习卫生知识，培养卫生意识。

为清除城市垃圾，从7月8日起，防疫委员会在全市举行清洁运动，卫生局也决定试行清洁区管制：户内与户外清洁并重，分区竞赛，清洁总队负责清除垃圾，保甲长负责保持清洁。

此外，市政府也加大了救治力度。上海防疫委员会、市卫生局不断增加霍乱疫苗注射流动队的数量，最多时达到60支流动注射队，分赴各区保甲办事处实施强制注射疫苗，覆盖全市主要居住区。上海市民经常看到，许多穿白大褂的防疫队队员，穿梭在大街小巷，为市民注射疫苗。至6月9日，先后为群众注射205万余人次，防疫注射对于预防霍乱起到了明显作用。

各方力量齐参与

霍乱大流行，关系到上海各界的切身利益。于是，各方力量响应市政府号召，投入到抗击疫情的斗争中。

各同业公会、慈善团体、宗教团体与同乡组织等在此次防疫中起到了重要作用。如上海新药业制药业公会代表上海医药界，捐赠善款，设立2所急救时疫医院，收治各方贫苦病人，一院建在闸北南星路，二院建在大西路（今延安西路）美丽园隔壁。医院积极救治患者，收到良好效果。

上海各界积极报名参加志愿者组织，为防治疫情出力。很多高等院校、护士学校、女子中学的学生主动参与到义务注射队中。震旦大学医学院还派出30余名师生，组成"水上注射队"，专门为黄浦江、苏州河的船户注射防疫疫苗。在火车站等地还常常看见许多儿童携带糨糊，沿街粘贴或发放防疫传单，劝说市民注射霍乱疫苗。

中国红十字会、美国红十字会、英国红十字会也都不同程度地参与了上海防疫工作。联合国善后救济总署还向上海赠送了可供10万人次使用的注射器、酒精、棉花、针头、疫苗等医疗用品。

在各方协力防治下，这场霍乱疫情从8月上旬开始减退，9月基本解除警报。全市共发病4415例，死亡353人。

（执笔：董斌）

霍乱肆虐朱陈镇

1946年夏，山东临沂朱陈镇暴发了一场霍乱疫情。疫情发生后，山东解放区各级人民政府采取广泛动员、中西医结合、邀请联合国专家指导等方式，迅速控制住了疫情，赢得了人民群众的衷心拥护。

霍乱突袭朱陈镇

朱陈镇位于临沂县城（今临沂市）西南10多公里处，是临沂周边最大的村镇，有1000多户人家4000多口人。镇上手工制瓷业发达，盛产黑色碗口、白色圈足的大瓷碗。村民常常三五成群推着小木轮车，四处贩卖黑瓷碗。

1946年7月初，村民李洪才、周友臣等9人相约推车往兰陵一带贩卖瓷碗。2日他们途中吃饭时，李洪才口渴喝了大量生水，不料下午就突然发病，上吐下泻，次日夜间不治身亡。

当时人们并不知道，李洪才得的是传染性极强的霍乱。4日，同行的人将李洪才的遗体运回朱陈镇。依照当地风俗，亲人去世至少停灵3日才可下葬，因天气炎热，尸体开始腐烂，苍蝇四飞，遂形成第一轮污染。第二天不得不提前出殡，前往吊唁的亲朋达百余人。葬礼后，大多数人都吃了李家准备的饭食，导致第二轮污染。李家人还按当地习俗，将李洪才用过的衣履秽物扔进村边的河里，再致河水污染。

8日，李洪才的近邻王哲英突然发病，也是上吐下泻，数小时后即死去。从这时开始，霍乱在朱陈镇蔓延，短短两三天，全镇5条街均有染病者，许多患者数日内即脱水而死。镇上一家双棺出殡者不在少数，最高峰时一天死亡者竟达十七八人之多。随着死亡人数增多，往河里扔东西、洗涮秽物的人越来越多，被污染的河水顺流南下，自朱陈镇沿河向下游的朱张桥、赵家坝、傅家庄、庄坞等村传染开去，造成疫情大面积扩散，有10多个村庄1000多户人家相继发病。

直到7月14日，有群众到临沂县医药界抗日救国联合会求助，朱陈镇的疫情才为外界所知。县人民政府立即派七区区长李金涛、政治指导员颜寿山等人奔赴现场，指导抗疫工作，并报请省人民政府支援。

各方动员控疫情

李金涛、颜寿山等人到达现场后，立即调查疫情情况，迅速采取紧急措施。封锁疫区，发动民兵在各村路口站岗，不准村民走亲戚，也不准赶集；向村民宣传防疫知识，打苍蝇灭蚊子；组织当地医生会诊疫情，开展救治。

临沂县医救会主任李鸿慈带领几位中医率先到达疫区。李老先生年过花甲，依旧慨然参战，与已奋战数日的朱陈镇针灸医生陈凤合一起，尝试用中医方法抢救患者。数日间，有4名危重患者保住了生命，数十轻患者也渐痊愈。但十几天昼夜辛苦，医生们全都疲惫至极，陈凤合和李鸿慈先后染病。陈凤合医治无效，不幸去世，成为陈家第四个因染疫去世的人，群众都为之痛哭不已。李鸿慈被及时抢救，转危为安。

7月19日深夜，临沂县的紧急报告递到山东省卫生总局，报告称："朱陈镇人户一千一百多户，在这五天当中已有二百多人受病，已死大人小孩二十余人，今天正在连夜治疗当中又死四人，此疫病如不再设法防治，将来不堪设想。"山东军区卫生部部长、省卫生总局局长白备伍连夜召开紧急会议，专家们根据报告判断此疫为霍乱。疫情如火情，总局当即决定派出以徐坚为队长的省医疗防疫队，火速前往疫区开展抢救工作，消灭霍乱疫情。

第二天天刚亮，徐坚就率领省医疗防疫队队员出发了。白备伍随后也赶到朱陈镇，坐镇指挥。他们依靠当地党委和政府，依靠村干部，广泛动员群众开展抗疫工作。

省医疗防疫队吸收张兰田、许进榜、左新文、马健、孟庄林、李乐善、刘全金等当地18位中医，共同开展施救。所有医务工作者中西医搭配合作，分成4组，划片救治；将药品有针对性地集中使用，药房设专人坐诊，其他医务人员则全部出诊；每天晚上汇总情况，徐坚等省卫生总局专家进行专门指导。

省医疗防疫队与区公所配合，号召全区百姓灭蛆捕蝇；整理各庄街道（两边挖引水沟），井边放打水用的公罐，避免污染井水；禁止卖冷食（瓜、凉粉等），断绝外界向朱陈镇通行，禁止闲人各街乱逛或走亲串友，号召用开水烫洗碗筷并盖好食物等，阻止疫情进一步扩散。

虽然政府积极组织抗疫，但受封建迷信的影响，疫情防控工作遇到了很大阻力。霍乱发生后，镇里谣言四起，如"阎王爷点了谁的卯簿，一定活不了"等。深信谣言的群众对灭蛆捕蝇、扫除污秽的要求，不爱听，不去做，即使做也马马虎虎地应付"公事"。更令人着急的是，当地有些思想守旧的干部想不通，认为疫病是"天意""瘟神"，所以根本不向群众传达防疫要求。防疫队认识到，不把迷信反掉，卫生防疫工作难以顺利展开，必须揭发造谣惑众者并制止一切封建迷信活动。

防疫队召集全镇开会，用事实教育广大干部群众："现在桥不走了，瘟神也敬了，可病还是流行；造谣的神婆病的病、死的死，神婆孙高氏领头敬神也病死了……大家想想，这是'天意''瘟神'惹的祸吗?"次日，各街民兵及干部分头挨家挨户上门督促。他们广泛向群众宣传，说明病是从哪里传来的，是什么病，用事实揭穿神婆利用造谣敲诈钱财的企图。同时，出墙报、张贴公开信，宣传防疫知识。

经过艰苦的努力，疫情从7月26日开始逐渐缓和，不少群众思想上开始松懈。有人反映："卖瓜果的到处皆是，卖粥的共用饭碗，菜馆子开门了，而食物也不盖了，苍蝇也不打了，街道也不整理了，门岗也不严格了。"到8月1日，朱陈镇十字街因一男子串门吃喝染病，导致全街又有大量感染者，疫情出现反复。

邀请联合国专家来支援

8月4日上午10点，一架来自青岛的飞机降落在临沂机场，从飞机上走下来两名外国女士。其中一位身着美军军服，格外引人注目，她叫雷黛德，是联合国善后救济总署的少校医官；另一位是护士道义尔。雷黛德来临沂是受中国解放区救济总会山东分会之邀，协助扑灭正在流行的霍乱疫情。

雷黛德是医学博士、传染病学专家，在法国求学8年。此前不久，她受到新四军军长兼山东军区司令员陈毅的接见，认识到中国共产党才是真正代表中国人民利益的政党。雷黛德获知朱陈镇暴发疫情后，便主动要求到病区进行调查，并向联合国善后救济总署申请了大量霍乱疫苗。

雷黛德此次到临沂，共带来了5万支霍乱疫苗。她与白备伍局长进行了短暂的情况交流和商讨后，决定将疫苗优先供朱陈镇、傅家庄等疫情严重的4个村镇及人口稠密的城关两地群众注射，计划用7天至10天完成。

8月5日，白备伍与雷黛德等抵达朱陈镇，立即与七区政府召开简短会议，决定成立区防疫指挥部，由区长任总指挥，区武装部部长任副指挥。指挥部下设纠察队、宣传队、治疗队。纠察队由各庄调集30个至50个民兵组成，将疫区封锁，隔绝病区与外界来往。宣传队由当地干部及小学教员组成，到各处进行预防及治疗霍乱的宣传教育。医疗队则由医救会、卫生局及当地中医西医组成，至各村庄进行注射、治疗。

雷黛德穿上防护衣给病人看病。她给患者注射生理盐水，解除其脱水症状，好转后再给他们喝淡盐水或糖水，同时让他们服用大剂量的磺胺胍和维生素B1、维生素C。此治疗方法效果十分显著，省医疗防疫队将这个处方公布在《大众日报》上，迅速推广到其他疫区。

与此同时，治疗队广泛为群众注射霍乱疫苗。雷黛德带来的疫苗很快被用完，但还有大量的群众等待注射。怎么办？省医疗防疫队将情况上报给省政府。省政府紧急拨款200万法币，通过各种渠道购买疫苗数万支，为群众注射。

经过多方积极抗疫救治，到9月26日，临沂防疫指挥部宣布：临沂、费县境内霍乱疫情，经省卫生总局、联合国善后救济总署雷黛德医师及滨海行署、临沂县政府之卫生机关等2个多月的抢救，已基本上被扑灭。两县发病地域共计96个村，患病者1894人，治愈者达1398人。注射疫苗者共计68674人。至此，受霍乱疫情威胁的45万民众遂得解救。

七区区长李金涛在为省医疗防疫队举行的欢送会上说：多亏省医疗防疫队来帮助朱陈镇，采取了有效办法，救了老百姓。不然我们这个区，不知得死多少人，说不定朱陈镇要断绝人烟。朱陈镇的群众更是感激地说：共产党真是人民的大救星，人民政府救人民！

（执笔：董斌）

扑灭察北鼠疫的斗争

1949年10月，正当人们热烈欢庆新中国诞生之时，一场严重的灾祸突袭而来——察哈尔省北部暴发了鼠疫疫情，直接威胁平津地区，危及人民群众的生命安全。察哈尔省是中华人民共和国成立初期的省级行政区之一，省人民政府驻张家口市，辖张家口、大同、宣化3个市及雁北、察南、察北3个专区。在党中央和政务院直接领导及苏联专家帮助下，察哈尔省人民和国内各方通力合作，仅用一个多月就扑灭了疫情，战胜了新中国成立后第一场大疫。

疫情的发生与蔓延

察北专区鼠疫大暴发于1949年10月初，其实当年7月中旬即已发生。鼠疫最初发生在内蒙古察哈尔盟乌宁巴图前音图浩特，有3人因腺鼠疫死亡。但当地牧民缺乏卫生常识，既不向上级机关报告，也没深埋尸体。于是，鼠疫迅速传至15里外的察哈尔省察北专区康保县察汉崩崩村。

察汉崩崩村有84户400多口人，居住相对集中。村民经常以米面换取前音图浩特牧民的毛皮。由于毛皮易受携带鼠疫病菌跳蚤的污染，于是疫情开始蔓延。10月3日，察汉崩崩村出现第一例肺鼠疫死亡患者。这起死亡病例与以往主要通过鼠蚤叮咬传播的腺鼠疫不同，肺鼠疫通过飞沫传播，危害性更大。腺鼠疫转为肺鼠疫，染病者快则1天、慢则3天至5天就会死亡。随着鼠疫的流行，死亡的人数逐步增多。至10月24日，该村有19户人家的34名患者全部死亡。

疫情引起当地居民极度恐慌，村民四散逃亡，加速了疫病传播。如察汉崩崩村村民赵银虎在妻子染病死后，携女儿离家出走，只在距该村20公里之外的沈万青营子住了一夜，沈万青营子即被传染，11天内死亡6人。赵银虎次日到康保乡的北砂城孙永福家吃了一顿饭，孙永福随后发病，10天内全家7口全部死亡。赵银虎父女经劝说返家，在途中也发病死亡。

鼠疫迅速从康保县向张家口东南各村传播，半个多月内，就波及10余个村子，蔓延150余公里，给当地人民生命安全和生产生活形成重大威胁。

中央紧急部署动员

疫情暴发后，康保县迅即成立防疫前线指挥部，封锁疫区，隔离病人，同时派人向上级报告。10月16日，察哈尔省政府接到报告，派出防疫小组到达疫区，并向中央报告。

10月27日，党中央和毛泽东接到察哈尔省的报告。当晚，毛泽东心里很着急，东北抗击鼠疫的情景仿佛就在眼前。他深知鼠疫的危害性，意识到这是对新中国的一次严峻考验。于是，他立即请周恩来连夜召开中央人民政府政务院紧急会议。

按照毛泽东的指示，周恩来立即召集中央各部委负责人开会，讨论察哈尔北部发生的鼠疫问题。会议决定成立以董必武为主任委员的中央防疫委员会，统一组织领导防疫工作，并从有防治鼠疫经验的东北军区抽调人员组成中央防疫总队。28日傍晚，以保健处兼防疫处处长蒋耀德为队长的中央防疫总队，会同华北地区的防疫人员，组成77人混合防疫队，携带5万人份疫苗，迅速抵达察北专区。

鉴于疫情发展迅猛，新中国防疫力量比较薄弱，10月28日晚，毛泽东致电斯大林："前次苏联政府派来以马意斯基同志为领队的三十多人的防疫队，在东北进行防治鼠疫的工作，成绩甚大，东北人民及中国卫生工作者极为感谢，现他们正在返苏途中。如可能，请你考虑，苏联政府是否可以再派一同样的防疫队来北京转往张家口帮助我们进行防治鼠疫工作。倘蒙允诺，不胜感谢！"

斯大林接到电报后，10月29日晨即回电答复，并迅速派出专家和防疫队赶赴北京。11月4日，以莫斯科第二医科大学罗果金教授为首的苏联防疫远征队一行33人，携带500万人份疫苗，抵达张家口察北专区。

为落实中央指示，10月29日，华北人民政府、华北军区发布命令，布置防疫灭疫工作。察哈尔、河北、山西、绥远各省和北京、天津、唐山各市也相继成立防疫委员会，组织了数十支防疫队300余名医务人员进入疫区。中国人民解放军也抽调1060人组成16支防疫队，携带通信电台、疫苗奔赴疫区。一场扑灭察北鼠疫的战斗拉开了帷幕。

协同作战共抗疫情

迅速隔离、封锁疫区是防止疫情蔓延的第一步。10月31日，中央防疫委员会决定封锁京绥、京张之间的交通，除中断京绥和京张铁路外，在东起京郊，西至怀仁、大同，南起桑干河，北至内蒙古草原，东西500公里、南北250多公里的地区内，建立了6道大的武装封锁线。发动各村群众封锁自卫，实行村村隔离，互不往来。张家口市内公共娱乐场所、露天市场、澡堂都停止营业，学校停课。

鼠疫一般先在鼠类、鼠蚤间传播，而后传染给人。为此，张家口、北京、天津等地相继开展了捕鼠灭蚤运动。由华北医科大学、张家口中学等122名学生组成的捕鼠队分为10个组，动员市民参加捕鼠队。苏联防疫队的捕鼠专家负责指导捕鼠组的工作，培训如何发现鼠洞、如何用铁夹捕鼠、如何调配诱饵方剂引诱老鼠上钩等捕鼠技巧。

白天，捕鼠队队员们四处找老鼠洞，用石头、泥巴把洞堵住。夜幕降临时，捕鼠队队员们或蹲在屋檐下，或躲在稻草堆附近，戴着手套和口罩，等待老鼠上钩，进行捕杀。经过半个月的努力，捕鼠队捕杀了大量老鼠。捕鼠组还提醒居民发现死鼠时，及时向防疫站报告。所有死鼠及捕得的鼠类，必须尽快送到化验室，以检查鼠类中是否有疫情发生。

为遏制鼠疫的再次发生和流行，从11月7日起，中央防疫总队及张家口市医务工作者共136人组成23个注射小组，分头在张家口市区为群众注射鼠疫疫苗。至11月10日，张家口市16万余人口中，除5岁以下幼童及肺结核、心脏病患者外，有13万余人完成了疫苗注射。

防疫过程中，一些群众用迷信的办法防避鼠疫。为破除封建迷信对防疫工作的干扰，苏联专家赫赫洛娃等人连续3个晚上在张家口人民广播电台讲解防疫常识。他们介绍说：只要把捕鼠灭蚤、清除垃圾、预防注射、隔离病患者及其接触物等工作做彻底，鼠疫就不可能发生，发生了也能很快被消灭。苏联专家的讲解，极大地增强了群众抗击鼠疫的信心。宣传人员利用报纸、广播电台、科普电影等形式广泛宣传鼠疫防疫知识，反对迷信活动。中央防疫队还组织了110名小学教员，深入到各居民户进行宣传解释工作，使居民逐渐明白了鼠疫是怎么回事，积极配合防疫工作。

经过上千名医务人员和广大干部群众的日夜奋战，察北鼠疫的蔓延得到了有效遏制，从11月4日起就没再有新发病例。因防控措施得当，此次疫情患病人数仅69人，死亡66人，没有引起大范围扩散。11月底，苏联专家和医疗队及各省防疫人员陆续撤离察北。12月中旬，隔离地区相继解除封锁，人民生活恢复了正常。

（执笔：董斌）

新中国种痘灭天花

天花是一种古老的致死率很高的瘟疫，人类与之斗争的历史长达3000多年。新中国成立后，党和政府把预防和消灭天花作为一项重大政治任务，开展大规模接种牛痘疫苗运动，经过10余年的艰苦努力，赢得了这场战役的伟大胜利。

新中国成立之初天花肆虐

自从18世纪中叶英国乡村医生爱德华·琴纳发明牛痘疫苗以后，世界许多国家都将接种牛痘疫苗作为预防天花病毒的首选。但培育牛痘疫苗需要杀死大量的牛，代价很高，导致疫苗数量不足、费用昂贵。因此，在积贫积弱的旧中国，牛痘疫苗并未得到大规模推广，天花一直是令人闻之色变的瘟神。

中华人民共和国成立初期，由于医疗条件落后等原因，天花仍在全国肆虐不止，极大地威胁着新生人民政权的稳固和人民群众的生命安全。当时只有北京、广州等中心城市，以及江苏、福建等沿海省份，由于较早开展了牛痘疫苗接种工作，天花发病情况稍好一些。1950年，江苏省天花发病数仅700余例；1950年下半年，北京全市范围内就已消灭天花。但很多省份医疗资源相对匮乏，天花发病率仍然很高。1950年，山东省首次建立疫情报告制度，共报告天花8400余例，死亡近800例；安徽省天花发病数更让人揪心，全省报告天花高达11600余例，死亡1500余例。

针对这种情况，党和政府将天花与鼠疫、霍乱一起列入甲类烈性传染病管理，领导广大人民群众向天花宣战。

全民开展种痘运动

为消灭天花，党和政府在全国范围内开展了大规模的种痘运动。1950年10月，政务院发布《关于发动秋季种痘运动的指示》，要求各地积极开展秋季种痘工作。10月12日，卫生部颁布《种痘暂行办法》，规定凡中华人民共和国境内之居民，不分国籍均须种痘，婴儿出生6个月内即应初次种痘，年满6岁、12岁、18岁再各接种一次。自此，种痘运动在全国拉开帷幕。

1950年11月22日，按照中央指示，上海市人民政府卫生局在《解放日报》发布公告："兹为执行中央指示，防止天花流行，自即日起实施普遍种痘，除分行各区人民政府大力推行外，凡我市民务希遵照中央卫生部颁布种痘暂行办法之规定自动自觉地，速向所住区之各免费种痘站队踊跃种痘，以防天花而策安全。"

过去由于种痘费用很高，老百姓经济上难以承受，造成疫苗接种率不高。人民政府实行免费种痘，广大市民拍手叫好。于是，大部分群众都主动到各区卫生防疫站或医院登记接种疫苗。防疫站人员还挨家挨户调查，对种痘的居民在户籍册上做记号，以防疏漏。

种痘运动并非一帆风顺。一些群众受封建迷信思想影响，对种痘工作不太重视。为此，上海市对无正当理由拒绝种痘的居民，进行耐心的说服教育。《解放日报》开辟专栏进行宣传，上海人民广播电台在晚上"黄金时段"播放医药卫生节目，宣传预防天花知识。

有一位名叫赵纪国的医生，是上海市志愿卫生工作队第14大队的副队长。连着好几天，他都受邀准时在晚上7点在上海人民广播电台的播音室，给市民讲解天花知识："天花是一种发病率、死亡率很高的传染病，它能对抗干燥和低温，在痂皮、尘土和被服上可生存数月至一年半之久。一旦染病，要么不治身亡，要么浑身留疤，变成'麻子'。""天花一般在春季流行，但在冬季也有流行的可能。现在我们人民政府的卫生机关，提倡秋季种痘，这是有科学道理的。还没有种牛痘的人，不论年龄，切不要再自己耽误，快快去种。"市民收听到广播后，懂得了天花的危害，原本不打算接种疫苗的人也赶紧去接种了。

1951年3月，上海全面推进全民接种牛痘疫苗工作，全市设立1319个种痘站，组织了1836个流动种痘小分队，动员了6944名医护人员及医学院学生，参与种痘工作，基本达到种痘全覆盖。到6月底，全市累计接种1068万人次。随着居民种痘率的上升，天花病例数逐渐下降，至8月，上海在全市范围内消灭了天花。

安徽省从1950年开始在全省普遍开展牛痘接种工作。各市县级卫生机构作为基层种痘领导单位，会同当地医务工作协会、公安、民政部门，广泛宣传动员，组织大批中西医医务人员，进行种痘技术培训。随后，每2人至4人组成一个种痘小组，开展种痘工作。人员不足时，从基层干部和社会青年中培训种痘员，确保每村至少有2名，形成了庞大的种痘队伍。由于持续推进种痘工作，1955年后，全省未再发现天花病例。

在党和政府大力号召及广大医护人员的共同努力下，至1952年底，全国共完成牛痘接种5亿多人，约占全国总人口的88.9%。除少数边远地区外，大部分地区已基本完成普种牛痘工作。

夺命天花在中国绝迹

经过持续不断的努力，至1958年底，我国已基本消灭本土天花。但在边境地区，时有天花从境外传入。

中国云南省和西藏自治区与缅甸、印度、尼泊尔等国接壤，边境地区居民和邻国居民互婚、互访、互市频繁。1958年至1959年，云南省的孟连县和沧源县先后由邻国传入天花，进而暴发流行。孟连县发病332例，死亡59例；沧源县发病672例，死亡96例。在镇康、勐海和西盟等县的部分地区也有零散病例发生。为此，我国在云南、广西、西藏大规模定期普种痘苗，形成了边境天花免疫防护带，阻止了天花疫情向内地传播。

1961年3月，一辆马车奔跑在通往云南省西盟县人民医院的山路上，车上躺着一位奄奄一息的天花病人。他叫胡小发，是西盟县粮管所的拉祜族工人。上一年12月，缅甸斑岳寨流行天花，该寨一个9岁女孩出疹期间到我国景坎公社傣革拉寨舅舅家探亲，将天花病毒带入中国。胡小发与这个女孩有过接触，不幸被传染。

这个事件引起云南省医疗卫生部门的高度警惕。一方面，安排医院积极抢救胡小发；另一方面，从当年3月开始，在靠近边境50公里的范围内，对当地居民实施强化免疫，并加强了对天花病例的监管。3个月后，胡小发痊愈出院。

后经世界卫生组织检查证实，胡小发是我国最后一例天花病患者。这标志着我国从那时起结束了天花肆虐的历史，比1980年世界卫生组织宣布世界范围内消灭天花早了19年。天花被消灭，成为人类抗疫预防史上的一个里程碑。

（执笔：董斌）

"糖丸爷爷"顾方舟

中央电视台"感动中国2019年度人物"颁奖盛典介绍过这样一个人物:"舍己幼,为人之幼,这不是残酷,是医者大仁。为一大事来,成一大事去。功业凝成糖丸一粒,是治病灵丹,更是拳拳赤子心。"他就是中国病毒学家顾方舟。顾方舟从事脊髓灰质炎(简称"脊灰")防治工作40余年,成功研制出中国的脊灰疫苗,为国人造了一艘远离脊灰的"方舟",被人们亲切地称为"糖丸爷爷"。

一定要把疫苗研制成功

脊灰病毒常侵犯人的中枢神经系统,导致肢体松弛性麻痹,多见于儿童,故又名小儿麻痹症。该病曾在世界上许多国家暴发或流行,连赫赫有名的美国总统罗斯福也未能幸免。

1955年,江苏南通突然出现一种"怪病":全市1680人先后瘫痪,466人死亡,其中大多为儿童。更可怕的是,这种病症是隐性传染,起初症状与感冒无异。感染者一旦发病,短时间内四肢就无法动弹，甚至有生命危险。这种凶险的疾病就是脊灰。不久，疫情迅速蔓延到青岛、上海、济宁、南宁等10多个城市。这是新中国成立以来首次脊灰大流行。20世纪50年代末60年代初，全国每年发生脊灰病例都在万例以上。

疾病暴发之初，有家长背着患病的孩子跑来找顾方舟，希望他能给孩子治好病。那时，29岁的顾方舟从苏联医学科学院病毒学研究所研究生毕业不久，回国后在中国医学科学院病毒学研究所工作，专门开展脊髓灰质炎研究。

顾方舟给这些孩子看完病后，虽心急如焚，但也束手无策，因为此时中国没有脊灰疫苗。看着这些家长以及孩子绝望的眼神，顾方舟痛心不已。他知道，中国当时每年有一两千万新生儿，如果早一天研制出脊灰疫苗，就能早一天保护更多的孩子。他暗暗发誓，一定要早日把疫苗研制成功！

艰辛研制疫苗之路

当时，国际上防治脊灰，存在"死""活"疫苗两种技术路线。1952年，美国学者沙克成功用福尔马林把病毒杀死后，制成了脊灰灭活疫苗（俗称"死疫苗"），使用安全有效，但它阻断不了脊灰病毒在人群中的传播，而且生产成本很高，其免疫的持久性也不清楚。另一方面，国际上也在联合研究脊灰减毒活疫苗（俗称"活疫苗"），已取得初步成果。

顾方舟深知，研制中国的脊灰疫苗，必须在吸收国外技术经验基础上，走自力更生的道路。1959年3月，顾方舟带领中国医学科学院的同事赴苏联学习脊灰疫苗的研制方法和生产工艺。其间，听到苏联脊灰活疫苗初步试用成功的消息，他们心里就有了新的想法。因为死疫苗与活疫苗相比，不仅成本高，而且即使是同样的成本，活疫苗的产量要比死疫苗高100倍。卫生部原来考虑要建几十个厂，如果改做活疫苗，一两个厂就够了。

于是，顾方舟等通过中国驻苏联大使馆跟卫生部联系，得到卫生部批准，同意研制活疫苗。顾方舟找到他在苏联留学时候的导师契马科夫，到他的病毒研究所学习活疫苗的生产工艺。

10月，顾方舟一行学成回国，带回几个型号的脊灰毒种和3000份脊灰活疫苗。在卫生部的支持下，以顾方舟为组长的脊灰疫苗研究协作组成立，开始进行我国自主疫苗研制工作。

研制生产脊灰疫苗需要通过猴肾繁殖，于是，顾方舟带领团队在云南昆明一个猿猴试验站建立起中国医学科学院医学生物学研究所，作为我国脊灰疫苗生产基地。刚来到这里的时候，呈现在眼前的是一片荒山野岭，没有供人住的像样房子。很多科研人员觉得，在这种条件下想搞疫苗研究，简直就是天方夜谭。

顾方舟却不这样认为。他坚定地对大家说："困难是有的，但是这些困难是可以克服的！"他带领研究所科研人员拿起铁锹、铁铲，伐木、修公路，自己建起了简陋的住房和实验室。

顾方舟及其团队争分夺秒，加快推进脊灰疫苗研制工作。数月后，他们就成功研制出3批疫苗，并经过动物实验，证明疫苗是安全的。

临床试验是检验疫苗成功与否的关键。对顾方舟来说，这也是他最难迈出的一步。在人身上试验，就意味着受试者要面临未知的风险，稍有不慎就可能瘫痪或死亡。顾方舟不愿意让他人承担这个风险，自己先喝下了一小瓶疫苗溶液。

一周过去，他的生命体征平稳，没有出现任何异常。但这一结果并未让他放松——成人大多本身就对脊灰病毒有免疫力，必须证明疫苗对小孩也安全才行。那么，找谁的孩子试验？谁又愿意把孩子给顾方舟做试验？

顾方舟考虑了许久，毅然做出一个惊人的决定：瞒着妻子，给刚满周岁的儿子喂下了疫苗！妻子得知后无法理解，顾方舟歉疚地向妻子解释说："我不让我的孩子喝，让人家的孩子喝，没有这个道理。"妻子心中虽然忐忑不安，但她懂得丈夫的心思，并没有责备他。

在顾方舟的感召下，实验室的一些研究人员也做出了同样的选择：让自己的孩子参加试验。经历了漫长而煎熬的一个月，孩子们的生命体征正常，一期临床试验顺利通过。

接着，顾方舟又进行了二期、三期临床试验，证明他们研制的脊灰疫苗是安全有效的，可以投入生产。

把疫苗做成孩子爱吃的糖丸

1960年底，首批500万人份疫苗在相继发生过脊灰流行的上海、青岛、南宁、昆明等11个大中城市的儿童中试用。投放疫苗的城市，脊灰疫情逐步得到控制。

面对逐渐好转的疫情，顾方舟没有松懈和满足。他敏锐地意识到，当时生产的疫苗是液体的，需要装在试剂瓶中冷藏保存，运输起来很不方便，给广大中小城市、农村和偏远地区的推广工作带来很大困难。此外，液体疫苗小孩不爱喝，既容易造成浪费，更削弱了防治的效果。

怎样才能制造出既方便运输，又让小孩容易接受的疫苗呢？顾方舟突然想到，为什么不把疫苗做成糖丸？经过一年多的研究测试，1962年，顾方舟等人终于研制成功糖丸疫苗。

1964年，糖丸疫苗开始在全国推广。此后，中国脊灰的年平均发病率从1949年的十万分之四点零六（4.06/100000）下降到1993年的十万分之零点零五（0.05/100000）。1990年，全国开始实施消灭脊灰规划。自1994年治愈最后一例患者后，未再发现由本土脊灰病毒引起的病例。2000年，经世界卫生组织认定，中国本土脊灰病毒传播已被阻断，74岁高龄的顾方舟代表中国在《中国消灭脊髓灰质炎证实报告》上签字。

从无疫苗可用到消灭脊灰，顾方舟一路艰辛跋涉。2019年1月2日，顾方舟在北京逝世。为表彰他的功绩，新中国成立70周年之际，国家追授顾方舟"人民科学家"荣誉称号。

（执笔：董斌）

陈心陶送"瘟神"劳苦功高

"天连五岭银锄落，地动三河铁臂摇。借问瘟君欲何往，纸船明烛照天烧。"这是1958年6月30日毛泽东看到《人民日报》报道的江西省余江县消灭血吸虫病消息后，浮想联翩，夜不能寐，写下的《七律二首·送瘟神》中的诗句。看到这首诗的陈心陶热泪盈眶，久久说不出话来，觉得自己8年来为血吸虫病防治事业所付出的辛勤劳动是值得的，并将继续为之而奋斗。

揭开"大肚子病"的秘密

陈心陶，1904年5月生于福建古田。1928年被推荐到美国明尼苏达大学、哈佛大学留学，获博士学位。回国后，担任广州岭南大学医学院寄生虫学、细菌学教授，生物系主任和理科研究所所长。

1950年夏天，在广东省各界人民代表会议上，有代表反映四会、三水、清远等地存在一种"大肚子病"。得了这种病的人，面黄肌瘦，腹大如鼓，步履艰难，不能下田劳作，生产生活受到严重影响，生命也受到很大危害。陈心陶得知这个情况后，主动提出下乡调查，查清"大肚子病"的致病原因。

新中国成立初期，四会、三水一带匪患还未完全清除，交通不便，而且会有感染"大肚子病"的危险。陈心陶不畏艰险，毅然率领防疫队员来到四会、三水两县交界处的罗湖乡六和草塘做调查。一路上，只见田地长满荒草，房屋破烂不堪，行人寥寥无几，偶尔遇到一些行人，也大都表情迟钝、肚大如鼓、行动艰难。看到这种状况，陈心陶心情十分沉重。

当地农会的人介绍，横贯草塘有一条河，人们称它为"毒河"。当地村民就是因为接触了这条"毒河"的水，得了"大肚子病"。为弄清村民的"大肚子病"是不是由血吸虫病引起的，他向当地老乡借来一只小船，沿河进行调查，终于发现血吸虫的中间宿主——钉螺。他将钉螺和病人的粪便样本带回岭南大学进行化验，证实此区域有血吸虫病的存在。

当时，血吸虫病在中国居五大寄生虫病之首。血吸虫的生长史是在人和其他哺乳动物（如水牛）、自然环境、钉螺三者之间的一个大循环。被血吸虫感染的人或动物的粪便中含有大量的血吸虫卵，虫卵在水中孵出毛蚴，毛蚴遇到钉螺便钻进其体内并发育成尾蚴。尾蚴在钉螺遇水后漂浮在水中，并伺机钻入人和其他哺乳动物体内，并在体内发育成虫。虫在人或哺乳动物肠壁的小血管里产卵，大部分虫卵进入肝脏，部分虫卵随粪便排出体外，如此周而复始。血吸虫在人体内可以存活达三四十年之久。被血吸虫感染后，初期腹泻，继而肝脾肿大，丧失劳动力乃至死亡。

三水、四会存在血吸虫病，那么广东省究竟有多少地区存在呢？为摸清全省血吸虫病流行面积、规律与特点，陈心陶带领科研人员赶赴广东各地进行调查。他们住的是破旧茅屋，吃的是稀粥杂粮，白天到田间河滩做调查，晚上做实验写报告，每天工作十几个小时，积累了丰富的科学资料。经过大量实地调查，他们发现广东共有11个县流行血吸虫病，钉螺面积达180多万亩，病人约6万人。全省因此有200多个村庄断绝人烟，很多村庄十室九空，呈现一派"千村薜荔人遗矢，万户萧疏鬼唱歌"的景象。仅六和草塘一带，就发现钉螺面积达8万亩，影响周围10多个村庄，血吸虫病死亡人数达5000多人。

疫情如此严重，令陈心陶深感震惊。1951年，广东省血吸虫病防治研究所成立，陈心陶兼任所长，他上任后立即带领全所人员投入到防治血吸虫病的艰苦工作中。

切断血吸虫病传播链

要根治血吸虫病就必须消灭钉螺。然而，要消灭星罗棋布在无垠的水边草丛和山地沟渠中米粒般大小的钉螺，谈何容易！

究竟要用什么方法消灭钉螺呢？大家有不同看法：有人提议请解放军战士逐一挖捡，集中销毁；有人提出使用高效农药广泛喷洒毒杀。有着严谨学风和丰富实地考察经验的陈心陶，意识到这两种方法既不符合国情、疫情，也无法达到预期效果。那么，有没有一种既省工、省时、省钱，又高效、彻底的灭螺方法呢？

陈心陶和他的助手、学生们一道，夜以继日，深入探索，终于发现一个规律：钉螺在长期无水或缺氧的条件下必定死亡。于是，陈心陶在广东省四会、三水等地进行实验。他们结合农业生产，探索出了一套用填旧沟埋螺、用野草烧螺等杀灭钉螺的办法。如在六和草塘地区，人们加固了北江大堤，挡住了两岸的洪水，开凿出330多条水渠，排干了草塘里的积水，填平了几百条滋生钉螺的旧河沟，从而埋葬了钉螺，还开发出40万亩良田。实验取得了成功。

在此基础上，陈心陶还提出了以消灭钉螺为中心的综合治理措施，应用"水"（兴修水利）、"垦"（开垦良田）、"种"（种植作物）、"灭"（消灭钉螺）、"治"（医治病人）、"管"（管好粪便）六字方针来驱除"瘟神"。这一彻底灭绝血吸虫病祸害又兼收开发农业资源之效的办法，令国际寄生虫学界惊叹和赞赏。

助推全国送"瘟神"

20世纪50年代，血吸虫病不仅在广东省大量存在，而且遍布湖南、江西、上海等10余个省、自治区、直辖市，患病人数近1000万，受到感染威胁的人口达1亿以上。

1955年毛泽东做出"人人动手，大搞群众运动。一定要消灭血吸虫病"的指示，中央成立血吸虫病防治领导小组，各地的防治工作迅速开展起来。

陈心陶提出的用深翻、土埋、火烧等消灭钉螺的做法，逐渐得到了社会认可。1955年底至1956年初，他到北京参加了全国科研十年规划会议、最高国务会议和全国政协二届二次全会。当时的北京，已经是大雪纷飞的隆冬时节，而陈心陶的心里却热气腾腾、温暖如春，因为这3个会议都把消灭血吸虫病列为重要议题。在全国政协二届二次全会上，他做了题为《采取综合措施消灭血吸虫病》的主题发言，介绍了广东防治血吸虫病的经验。《人民日报》全文刊发后，陈心陶消灭血吸虫病的方法得以推广，对全国防治血吸虫病产生了巨大影响。

在北京开会的短短一个月里，陈心陶受到毛主席3次接见。在国务会议期间，毛主席第一次接见陈心陶，询问广东血吸虫病防治工作的情况。几天后，在全国政协会议上，毛主席又请陈心陶汇报他是如何结合水利建设和农业生产消灭钉螺的。最后一次是在怀仁堂举行的晚宴上，毛主席和陈心陶亲切畅谈，勉励他为全国消灭血吸虫病做出更大贡献。对陈心陶来说，这3次接见是他终生难忘的经历。

由于长期深入疫区开展防治研究工作，加上防护条件有限，陈心陶不幸感染上血吸虫病。1971年，他因晚期血吸虫病肝脾肿大，进行了脾脏切除手术。出院后，他一直支撑着病体和时间赛跑，继续为消灭血吸虫病奋战在第一线，终于盼来了1975年广东省宣布基本消灭血吸虫病的那一天。

1977年，陈心陶倒在了工作岗位上，永远离开了他为之奋斗一生的血吸虫病防治事业。为了纪念陈心陶，1990年夏，佛山市三水县在他长期工作过的六和草塘，建立起"陈心陶纪念墓碑园"，让陈心陶教授永远与绿水青山同在。

（执笔：董斌）

从金鸡纳到青蒿素

疟疾是由疟原虫引起的恶性疾病，几千年来一直威胁着人类的生命安全。为了抗击疟疾，科学家们从金鸡纳树皮中分离出奎宁，再从青蒿中提取青蒿素，攻克了一道道难关，挽救了无数疟疾患者的生命。

从金鸡纳树皮到药品奎宁

疟疾曾在美洲大陆流行，当地的印第安人发现，美洲豹、狮子染上疟疾后，总能奇迹般自愈。后来，印第安人通过长期观察才知道，原来它们患病后，会啃嚼金鸡纳树皮。于是，印第安人开始用金鸡纳树皮泡水喝，以此来对抗疟疾。随着欧洲殖民者入侵美洲，这种宝贵的药材被带回欧洲大陆。金鸡纳渐渐成为治疗疟疾的民间偏方。

1688年，路易十四派遣5名传教士来中国传教，康熙皇帝将其中两人留在身边，作为自己的科学老师。1692年，康熙皇帝不幸染上疟疾，御医们想尽办法，仍不见疗效。这时，两位传教士说，从法国带来的金鸡纳是治疗疟疾的特效药。当康熙皇帝的疟疾再次发作时，他不顾御医反对，毫不犹豫地服用了金鸡纳，最终平安康复。从此，金鸡纳在中国被尊奉为"圣药"。

1820年，法国化学家佩尔蒂埃和卡芳杜通过研究发现，金鸡纳树皮中的一种活性物质——后被命名为奎宁，是治疗疟疾的有效物质。他们通过化学提纯进一步获得了奎宁的结晶。这个结晶呈白色粉末状，味苦、水溶性差，俗称金鸡纳霜。自此，治疗疟疾的特效药奎宁诞生了。但金鸡纳树皮中的奎宁含量仅有5%左右，远不能满足世界各地众多疟疾病人的需求。

科学家们开始探索人工合成奎宁。二战后，模仿奎宁的基本结构而合成的药物，如氯喹、伯喹等在临床上被广泛使用。但是，奎宁类药品治疗疟疾有两大不足：一是疟原虫对奎宁类药物逐渐产生耐药性；二是奎宁的副作用比较大，患者服药后，很容易出现腹泻、哮喘、耳鸣、急性溶血等不良反应。

从20世纪60年代开始，世界抗疟专家不得不开始寻找优于奎宁的药物。恰在这时，越南战争爆发，恶性疟疾随之而来，严重影响了作战部队的战斗力。美国后来透露的统计数据表明，因疟疾造成的非战斗减员超过战斗减员人数的4倍至5倍。为此，美国等西方国家为寻找新的抗疟药投入了大量资金，然而始终没有大的突破。

从《肘后备急方》中寻找的灵感

深受疟疾困扰的越南民主共和国向中国求援，希望协助解决疟疾问题。经毛泽东同意，1967年5月23日，全国疟疾防治研究协作会议在北京饭店召开，会议要求调动全国医学力量，打一场研发抗疟新药的战役。考虑到战备需要，这项研究计划的代号定为"523"，"523"办公室设在军事医学科学院内。

1969年1月，时年39岁的屠呦呦以卫生部中医研究院（今中国中医科学院）疟疾研究小组组长的身份加入"523"项目，负责从中药里提取和分离抗疟有效成分。

刚开始，小组成员研究了2000多种中药，发现其中的640种可能有抗疟效果。在获取提取物的过程中，又发现青蒿提取物能够很好地抑制疟原虫的生长。遗憾的是，这个结论在之后的实验中没能得到重复验证。

为了找到合理的解释，屠呦呦认真研究医学文献，发现东晋名医葛洪的《肘后备急方》中有一篇关于使用青蒿减轻疟疾症状的文献，文中说："青蒿一握，以水二升渍，绞取汁，尽服之。"这句话给了屠呦呦灵感。她心想：浸泡、绞汁？干吗不用水煎呢？是否害怕水煎的高温破坏了青蒿的疗效？于是，屠呦呦决定改用将温度控制在60℃的乙醚冷浸法来处理青蒿，然后将提取物注入染有鼠疟的小白鼠体内，发现对鼠疟的抑制率明显提高，这表明低温提取是保证青蒿药效的关键。青蒿的提取物既然杀死了鼠疟原虫，也极有可能是人类疟原虫的克星。

为降低青蒿提取物的毒副作用，屠呦呦小组又把青蒿提取物成功分离成中性物质和酸性物质两部分。酸性物质毒性大，没有抗疟功能，除掉这部分就解决了提取物含毒的副作用。

从失败中走向成功的屠呦呦

科学研究是在一次次挫折和失败中走向成功的。青蒿有效物质提取的难题解决了，又一个难题出现了。当屠呦呦再取来一批青蒿生药做实验时，疗效却开始锐减。她开始从生物药理学的角度来进行研究。经过反复实验，屠呦呦等人发现，青蒿的有效抗疟活性成分只存在于新鲜的叶片中，根、茎部位没有这个功效，而且最佳的采摘时节是青蒿即将开花的时候。掌握这些规律后，她终于明白为什么以前总是走弯路。

1971年10月4日，在经历190次实验失败后，研究小组终于有了重大突破：第一百九十一次实验获得了中性无毒的青蒿提取物。接下来的鼠疟实验和猴疟实验均得到了抑制率100%的结果。这让屠呦呦的科研小组欣喜若狂，他们将分离出的抗疟结晶命名为菁蒿素。

1973年，屠呦呦主持研发出青蒿素的衍生物——双氢青蒿素，抗疟疗效提高了10倍。双氢青蒿素的抗疟功效很快在云南地区得到证实。临床试验的结果激动人心：经治疗，病人的疟疾症状迅速消失。相比对照组使用氯喹治疗的病人，却没有这样的临床效果。之后，研究人员进一步确认青蒿素的分子结构和构型，并于1984年实现了青蒿素的全合成。

青蒿素及其衍生物治疗疟疾的疗效引起了全世界的关注。人们曾经认为，抗疟药物必须有含氮元素的杂环结构才能有效，但青蒿素却只由碳、氢、氧三种元素组成。这种新型结构的抗疟药，解决了长期困扰医学界的关于对喹啉类药物产生耐药性疟疾的治疗问题。在非洲，商品名为"科泰新"的双氢青蒿素被广泛用于抗疟治疗，效果显著，被誉为"神药"。有的人甚至将自己刚出生的孩子起名叫"科泰新"。

2011年9月23日，屠呦呦因为"发现了青蒿素，在全球挽救了数百万人的生命"而获得美国拉斯克奖。2015年，作为科研攻关小组的负责人，屠呦呦凭借其在青蒿素研发中的杰出贡献，成为中国首位诺贝尔生理学或医学奖得主。青蒿素的发现在中国乃至世界医药史上留下了厚重的一笔。

（执笔：王锦辉）

"麻防斗士"李桓英

千百年来，人们"谈麻色变"，唯恐避之不及，就连许多从医的人也对麻风病人绕道而行。然而，有一位华侨女医生却在年近花甲之时选择了麻风病防治事业，挑战这个曾经的"不治之症"，并探索出一套行之有效的治疗方法，被人们誉为"麻防斗士"。她就是北京友谊医院热带病研究所研究员、麻风病防治专家李桓英。

麻风寨来了北京专家

麻风病是人类古老的传染病之一。我国古代称其为"疠""大风""癞"等。《论语》有云："伯牛有疾，先儒以为疠。"该病是由麻风杆菌引起的一种慢性传染病，病毒主要侵犯人的皮肤和神经。

我国西南地区尤其是一些少数民族地区，是麻风病的高发区。长期以来，由于没有特效药，得了麻风病的人手脚麻木残缺，鼻塌眼瞎，面目狰狞。麻风病不但给患者带来极大痛苦，还给社会带来莫大恐惧。麻风病人在疾病和被人歧视的双重折磨中艰难生存。有的麻风病人甚至被迫远离亲人，躲进山林，与鸟兽为伍。后来，他们自然而然地凑到一起，开辟河滩荒地，组成了麻风寨，相依为命，过着与世隔绝的生活。

新中国成立后，党和政府十分重视麻风病防治工作，建立健全防治机构和队伍，建立麻风病院（村），扶助麻风病人生产，给予生活救济，发动社会各界力量参与麻风病防治工作。1956年，全国有麻风病人近40万（其中传染性病人约占1/3），建立大小麻风病院（村）160余所，收治病人约2万人。由于没有治疗麻风病的好方法，大部分麻风病人依旧摆脱不了与社会隔离的命运。

就在人们依然对麻风病人怀着深深的恐惧，大部分人不愿与麻风寨人有所接触的时候，李桓英来了！

1921年出生于北京的李桓英，很小的时候随父母移居国外。她曾在昆明的同济大学医学院上大学，后留学美国，毕业后成为世界卫生组织首批技术专家。怀着拳拳报国之心，1958年她毅然辞别父母，回国参加新中国建设。1970年，在当时特殊的历史条件下，李桓英被下放到江苏泰州"麻风村"。住进"麻风村"的这段日子，李桓英目睹了麻风病给人带来的痛苦，暗暗坚定了日后献身麻风病防治事业的决心。1978年，她申请调入北京友谊医院热带病研究所，从事麻风病的研究与防治工作。

1979年春，李桓英先从昆明坐3天的长途汽车到勐腊县城，再通过一段颠簸的山路，又乘坐独木舟，来到西双版纳的一个叫南醒村的傣族麻风寨考察，了解我国麻风病患者的情况，探索防治麻风病的有效办法。

李桓英研究发现，麻风病并不像传说的那么容易传染、那么可怕，是可防可治的，一般的接触也不会被传染。她到南醒村后，不穿任何隔离衣，也没有采取任何防护措施，与病人亲切握手，检查溃烂的伤口，让病人脱下鞋子，用手摸里面是否有磨破病人脚的沙子……她向当地干部和群众广泛宣传麻风病知识，逐步消除人们对麻风病的恐惧心理，给麻风寨人带来了希望。他们奔走相告："北京的专家来看咱们了，敢喝咱们的水，敢吃咱们的饭。"

南醒村摘掉"麻风村"帽子

南醒村的考察，给李桓英留下了刻骨铭心的印象，麻风病人的凄惨生活，以及对生命的渴求，久久萦绕在她的心中。1980年，她听说美国有治疗麻风病的先进联合化疗技术后，就赶紧申请赴美进修学习，并联系国际组织给我国免费提供利福平、氨苯砜等有效药物。

当时，国际上通行治疗麻风病的联合化疗技术周期是6年至7年。由于治疗周期长、费用很高，该技术的推广遇到很大困难，影响麻风病的医治。李桓英大胆创新，将国外先进的治疗方法与中国实际相结合，率先开展服药24个月的短程联合化疗和消灭麻风病的特别行动计划。

1982年，李桓英将南醒村作为开展不住院短程联合化疗的试点。她和当地的防治麻风病工作者一道，从最基础的工作做起，给每家竹楼编写门牌号码，将病人及其家属编码登记，诊断分型，每天把药物送到病人手中，看着病人服下。刚开始，并不是所有的病人都能配合治疗，尤其是一些被传统观念禁锢的老人，认为麻风病根本治不好。李桓英让村长当翻译，苦口婆心地劝说他们。最后，老人们被李教授一心为病人的爱心所打动，接受了药物治疗。

经过2年的治疗，南醒村47例麻风病人全部治愈，在随后十几年的随访中无一例复发，在国际上开创了麻风治疗的新模式。1986年，卫生部大力推广这种既经济又有效的疗法，经过4年的时间，使全国的麻风病患病人数从11万人降至不足万人，年复发率仅0.03%，远低于国际组织规定的年复发率不超过1%的标准。

1990年4月的泼水节，南醒村村民们敲锣打鼓、载歌载舞，庆贺摘掉了"麻风村"的帽子。他们为李桓英穿上了由全村人精心设计制作的傣家裙子，并献上一面写着"防治麻风，为民造福"8个大字的锦旗。该村村长刀建新激动地说："麻风病把我们由人变成了鬼，李教授又把我们由鬼变成了人。"

为消灭麻风病奋斗终生

李桓英的治疗方案引起全世界高度关注，1994年被世界卫生组织在全球推广。1996年，她又率先在国内开展消除麻风运动，首次提出了麻风病垂直防治与基层防治网相结合的模式，被称为"全球最佳的治疗行动"，做到了麻风病的早发现、早治疗。

辉煌的背后，是不畏艰难的付出。近20年的时间，李桓英几乎走遍了云、贵、川三省的17个地区（州）59个县的麻风病高发区，许多村寨留下了她的足迹。有一年，李桓英乘车行驶在去四川西昌的路上，翻越雪山时汽车突然失控，翻进十几米深的山沟里……她的两侧锁骨和3根肋骨骨折，头部外伤缝了7针。这样的遇险对于李桓英来说不止一次，但都没有阻止她"抗麻"的脚步。她始终觉得，既然已经选择了这条路，就要无比坚定地走下去。

多年来，李桓英不断优化麻风病治疗方案，缩短疗程，消除人们对麻风病人的歧视。她解决了该领域的关键技术问题，为我国政府制定控制和消灭麻风病的整体规划，为实现全球消灭麻风病的目标提供了重要参考。世界卫生组织官员诺丁博士评价她说："全世界麻风病防治现场工作，你是做得最好的。"

2016年9月，第19届国际麻风大会在北京召开，李桓英荣获首届"中国麻风病防治终身成就奖"。同年，95岁高龄的李桓英向党组织递交了入党申请书，她郑重表示："我虽已进入耄耋之年，但愿意以党员的身份为麻风防治事业奋斗终生！"

（执笔：董斌）

小毛蚶导致申城甲肝大流行

从1960年至1983年，上海市共发生6次甲型肝炎（简称甲肝）大流行。1988年，甲肝疫情再袭申城，短短3个月时间，感染了30万余人。上海人民展开了一场激烈的抗击甲肝战斗。那么，究竟是什么导致了这次甲肝疫情呢？

甲肝来势迅猛

1988年初，刚刚跨入新年的上海滩一派节日的喜庆气氛。1月18日，转眼就要进入农历丁卯年的腊月，中华民族的传统节日春节正迈着欢快的步伐走来。然而就在这一天，《解放日报》的一篇报道让人为之一惊：至昨日下午，本市两家医院已发现20余名甲肝患者，怀疑是因食毛蚶引起。这是上海甲肝疫情首次拉响警报。

当天，唐家湾医院突然来了43位病人，他们都上吐下泻、发热、乏力、脸色蜡黄，有的甚至连眼睛都泛黄。一天后，病人达到134例，速度之快超出想象。一位医生感慨地说："医院里乱糟糟的，走廊里也加了床。有的人排队排到一半就晕倒了，场面真的很可怕。"

上海其他医院也有同样症状的患者。全市发病人数迅速上升，开始每天递增200例至300例，后来每天递增1000例至2000例，最多一天患者人数达19000多例。疫情来势之猛、发病之快、覆盖之广，为国内外甲肝史所罕见。这种病后来被证实是急性病毒性甲型肝炎，与乙肝主要通过血液和体液传播不同，甲肝病毒主要通过饮食和饮用水传播，接触过污染物也可感染。

一时间，上海市民"谈肝色变"：公共食堂和公共汽车站不再出现往日拥挤的情景，人们排队打饭或上车时会主动保持一定的距离；卖阳春面、豆浆、油条等的小吃摊生意萧条，更多的人选择了在家做饭吃……

锁定罪魁祸首

面对不断增加的传染病患者，人们感到很疑惑，为什么病情会在短短的几天里集中暴发呢？

时任上海市卫生局局长的王道民查看了病人的病例，发现85%的病人都吃过毛蚶，有的甚至一家人同时发病，由此认定疫情和食用毛蚶有很大的关系。

毛蚶是一种生长于河口和海湾泥沙中的贝类，因味道鲜美又有嚼劲，成为上海人餐桌上的美味。以前，上海市场供应的毛蚶都来自山东附近的海域。1987年9月起，上海市港务局实施疏通工程，在长江口启东县江段疏浚时，发现一条长20余公里、深度达1米至

3米的天然野生毛蚶集聚带。于是，这里野生的毛蚶被源源不断地运到上海，市场上的毛蚶价格从每公斤1.2元下降到每公斤0.8元，最后卖到每公斤0.4元。这批廉价的野生毛蚶一下子就占据了上海市场，春节期间更是畅销。

为了证实毛蚶的致病性，上海医科大学公共卫生学院院长、流行病学教授俞顺章带领科研人员赶往启东采集野生毛蚶标本，终于在野生毛蚶体内找到了甲肝病毒，锁定了罪魁祸首。

原来，启东水域天然集聚生长的野生毛蚶，生长周期在20年以上。由于启东水域环境受到污染，吸附力极强的毛蚶将甲肝病毒聚集在体内，而且携带病毒浓度较高。而上海人吃毛蚶讲究半生不熟，通常只用开水汆一下，毛蚶烫至微开口，露出鲜肉就吃。实验证明，即使在水中沸煮一刻钟也不能完全杀死毛蚶中的甲肝病毒。

甲肝疫情快速传播的另一个原因，与当时上海居住环境有关。那时的南市区被视为"都市里的村庄"，居住条件差，人口密集。居民多在给水站用公用水龙头取水，很容易造成交叉感染，就是"你拧过龙头我也去拧，回家也不洗手，所以很快就传染开了"。

上下同心抗疫

面对突如其来的大疫情，上海市委、市政府紧急部署防治甲肝事宜，发出号召："全市动员起来，打一场防治甲肝的人民战争。"

首先解决的是医院床位不足问题。当时上海只有5.5万张病床，全部用来收治甲肝病人也不够。而只有把病人一个不漏地收进医院、实施隔离，才能切断病毒传播渠道。为此，上海想了很多办法。

　　上海市传染病医院原有隔离床位290张，为了扩大接诊数量，医院把天通庵路总院和同心路在建分院的办公室、会议室、浴室、走廊甚至自行车棚，都充分利用起来，还借用一所学校和一幢未入住的居民楼，共增加床位1228张。用院长巫善明的话说："这等于开了4家医院。"上海市第一妇婴保健院把原单间病房全部改成隔离病房。专门为军人服务的解放军八五医院也按照要求新增床位近300张，接收地方患者。就这样，全市卫生系统尽其所能，共增床位60434张，为防治工作提供了基本保障。

　　街道社区、工厂企业也积极想办法，把一些学校、旅馆、仓库、礼堂、招待所、文化馆等改成临时隔离病房，收治甲肝病人。如黄浦区征用了严桥中学、潍坊小学、浦东文化馆、安东旅馆等，设病床4000余张；静安区利用学校、新建住房、文化站等11处场所增加床位9952张；等等。

　　经各行各业共同努力，全市累计开设隔离点1254个，肝炎病床11.8万余张，家庭病床2.9万余张。

　　有了床位，医护人员力量也要跟得上。为此，上海市紧急动员全市10万名医务人员，约有6万名战斗在救治甲肝病人第一线。医生护士每天连轴转，每班工作10多个小时；驻沪部队抽调400多名医务工作者参与救治工作，每日平均工作12小时；医学院学生也积极担任志愿者，壮大医护人员队伍。

　　应对疫情最好的武器就是疫苗。当时，中国还没有甲肝疫苗，国外有甲肝疫苗，但免疫原性不高，而且价格昂贵。怎么办？只能退而求其次，用丙种球蛋白来代替疫苗进行治疗和预防。

　　上海生物制品研究所有一位全国著名的血液制品专家叫张天仁，

早在1958年就成功研制出人血丙种球蛋白，现在甲肝疫情袭来，人们把希望的目光投向了上海生研所。为了加大丙种球蛋白的产量，市领导坐镇指挥，上海生研所加班加点生产。当时丙种球蛋白的生产还是手工作业，对生产人员的技术水平要求很高，只能靠经验丰富的20多名工人，在-34℃的生产车间连续加班。经过20多天的昼夜奋战，生产出30万支胎盘丙种球蛋白和26万支人血丙种球蛋白，解了燃眉之急。

一方有难，八方支援。京、津、浙、粤、鄂、陕等省市发来茵陈、板蓝根、大青叶等24多万公斤中草药和丙种球蛋白针剂105万瓶（盒）；南京军区从各地采购急需药品运至上海；苏州长征制药厂把每天生产的5.5万支肌苷口服液中的4万支支援上海……

到了3月上旬，全市新发病例数明显下降，没有出现第二个发病高峰。从1月18日至3月21日，全市肝炎发病31万余例，死亡31例，直接死于甲肝并发症的仅有11例。这次迅猛的甲肝疫情在短期内得到有效控制，充分表明上海的防治工作取得了良好成效。疫情的发生也为上海的公共卫生敲响了警钟，促使上海人民积极转变饮食习惯，努力改善公共卫生条件。

（执笔：董斌）

北京第一所传染病医院

地坛医院原名北京第一传染病医院，始建于1946年3月，是北京第一所传染病专科医院。1990年，更名为首都医科大学附属北京地坛医院，因旧址位于著名的古代坛庙地坛附近而得名。医院建成以来，在防治天花、白喉、乙型脑炎、麻疹、乙肝、"非典"等传染病方面都发挥了重要作用，创造了一个又一个与瘟疫顽强抗争的奇迹。

阻断母婴传播防乙肝

1992年以前，我国属于乙型肝炎高流行区，全国拥有约1.2亿乙肝病毒携带者，每年因乙肝病毒感染相关疾病死亡的人数约27万。

母婴传播是乙肝最主要的传播途径之一，有近1/2的乙肝患者是由此途径而感染。许多乙肝患者或乙肝病毒携带者妇女不敢怀孕。因此，阻断母婴传播是预防乙肝的重要措施。

北京地坛医院自1992年起，克服条件相对简陋、人员不足等困难，成立妇产科，在中国疾病预防控制中心的帮助下，开展乙肝母婴阻断技术的研究和诊疗工作，挽救了很多家庭。

有一名乙肝患者王女士，结婚后丈夫刘先生一直疼爱她，婆婆对她也是呵护有加。刘先生是家里的独子，婆婆便一直催着他们要个孩子，以便延续刘家血脉，同时老人也能在身体尚好的时候，帮忙带小孩。王女士愉快地答应了。几个月后，她怀孕了，兴冲冲地去医院做产检。不幸的是，医院体检后告诉她，她是乙肝病毒携带者，很有可能把病毒传染给孩子。这就像一个晴天霹雳，王女士当场就晕倒了。她丈夫和婆婆得知后，也感到很悲哀。无奈之下，王女士想去医院做流产。今后不能生育的阴影笼罩在她的心头，甚至觉得他们的婚姻也可能走到尽头了。

正当王女士万念俱灰的时候，医院告诉她，北京地坛医院有乙肝母婴阻断术，可以满足他们要一个健康宝宝的愿望。王女士像抓住了一根救命稻草，赶紧到地坛医院挂号，申请接受这项治疗。

地坛医院首先运用乙肝抗病毒药物，控制患者病情，然后在妊娠后期胎儿成形后进行抗病毒治疗，从而有效降低母亲将病毒传给胎儿的概率。几个月后，一个漂亮的女婴出生了。医院又给孩子接种高效价免疫球蛋白和乙肝疫苗，进行产后阻断。经检测，孩子完全健康。

到2014年7月底，地坛医院已成功开展乙肝母婴阻断18000余例，成功率达97%以上，实现了绝大多数乙肝病毒携带者妇女拥有健康宝宝的愿望。

红丝带之家关爱艾滋病人

由于艾滋病的广泛传播和严重危害性，人们对艾滋病和艾滋病人的歧视和恐惧心理普遍存在，导致艾滋病防治遇到诸多阻碍。因此，理解和关爱艾滋病人，对艾滋病防治工作具有重要意义。

1999年1月，北京地坛医院成立了红丝带之家，并于2005年在北京市民政局正式注册，为艾滋病患者提供心理支持、关怀和服务。

红丝带之家，有句口号是"行动起来，向'零'艾滋迈进"。在这里，每天都有数名专业医护人员向艾滋病患者提供指导，还有"同伴教育员"等志愿者为艾滋病患者提供心理疏导。"同伴教育员"本身也是艾滋病感染者，他们病情逐步稳定、走出心理阴影后，志愿通过分享自己的亲身经历，帮助其他艾滋病患者积极接受治疗。如今，红丝带之家的志愿者已发展到2万余人，并拥有50多名"同伴教育员"。

老纪是一名家境贫困的老人。1999年，他不幸感染了艾滋病，当地防疫部门建议他到北京治疗。上车前，老纪的妻子哭红了眼睛，老纪也非常害怕，几乎是带着生死离别的心情告别了妻儿。

当老纪走出火车站时，发现中国疾病预防控制中心的医生早就等在出站口。医生把他送到了北京地坛医院，老纪大大地松了一口气。医生为他抽血后，把他送到病房。开饭的时候，他高兴地和病友说："生活还不错，比咱家好多了。"

一周后，残酷的化验结果让老纪仿佛听到死亡的警钟。数月后，邻床病友又去世了，这让他感到更大的恐惧：难道我也会这样死去吗？从此，他不吃、不喝、不睡，对护士工作不配合，也不和病友聊天，有时悄悄溜出去，蹲在阳台吸烟，并想到了自杀。

正当老纪深处在恐惧中时，王克荣把他带到了红丝带之家。王克荣是红丝带之家的专职护士长，在传染病防控岗位上一干就是30多年，参与护理过霍乱、乙肝、出血热、"非典"、艾滋病等27种传染病的近5万名患者。

在红丝带之家，大家为老纪介绍艾滋病防治知识，告诉他艾滋病是可防可治的，只要增强战胜病魔的信心就有机会康复。一些与他有同样遭遇的艾滋病患者还跟他聊天，现身说法，带他参加各种交流活动。不知不觉中，老纪信心增强了，接受了医院的治疗安排，还试着去开导、帮助别人。他发现，帮助别人也能使自己快乐。

转眼半年过去了，老纪的病情得到了控制，医院同意他回家休养。他紧紧握着王克荣的手，流下了激动的热泪，感谢救他一命的红丝带之家，并把医院的红丝带带回家永远留念。

像老纪这样的艾滋病患者，地坛医院红丝带之家已接待了近万名。2002年，红丝带之家在河南的一个艾滋病高发村建立了医疗点。经过一年多的医疗服务，村里因艾滋病死亡的人数大大减少。北京红丝带之家的服务模式也向其他医院推广。四川省凉山州第一传染病医院红丝带之家成为北京红丝带之家第一家孵化单位。

2005年，王克荣成为我国第一位获得艾滋病防治工作国际最高奖"贝利·马丁奖"的护士。此外，北京地坛医院红丝带之家于2012年被市民政局评为5A级（最高级别）社团组织，成为世界了解中国艾滋病防治工作的重要窗口。

抗疫再立新功

2003年抗击非典型肺炎斗争中，北京地坛医院共收治病人324名，历经143天，成为抗击"非典"的重要战场。2008年，地坛医院整体搬迁到位于朝阳区北皋的新院，成为北京市首个整体迁出五环路的市属医院。地坛医院新院投入使用不到一年，就迎来了一场硬仗。

2009年3月，甲型H1N1流感在全球暴发。作为北京市甲型H1N1流感定点收治医院的北京地坛医院，能否再交出一份满意的考卷？

2009年5月1日晚传来消息，曾和一位墨西哥甲型H1N1流感患者同机飞往上海的15名乘客，转机进入北京。得到消息后，北京的防控警报骤然拉响。晚11时，北京地坛医院接到市卫生局通知，要求立即准备接收甲型H1N1流感密切接触者。医院立即启动应急预案，100多名医护人员迅速赶来参加防控任务。实际上，电话才通知了几十人，其他医护人员都是自愿赶来参加任务的。第二天早上6时，15名密切接触者全部进入了隔离病房。经检查，这批乘客身体状况一直正常，7天后全部解除了医学观察。但地坛医院没有放松，仍然保持着高度警惕，随时准备应对疫情。

5月16日，北京首例输入性确诊病例出现。患者是一名从美国归国的女学生，先到北大医院发热门诊就诊，后被120救护车转入地坛医院进行隔离治疗。经过治疗，两天后，该患者病情稳定，体温基本恢复正常。

这一年，地坛医院共收治1631例甲型H1N1流感患者，其中危重症56例，并对来自23个国家和地区的864人进行了发热排查。

2013年、2014年抗击H7N9禽流感疫情，2016年抗击寨卡病毒疫情，地坛医院都是一个重要战场。他们以专业的医护团队、先进的医疗设备、科学的救治方法，顽强地阻击疫情，守护着京城百姓的健康。

（执笔：董斌）

香港淘大花园"非典"事件

2003年3月10日，香港媒体播报了一则令全体港人震惊的消息：在过去的数日内，位于香港沙田的威尔斯亲王医院8A病房，有7名医生和4名护士出现发烧和上呼吸道感染症状，疑似传染性非典型肺炎！第二天，两名医护人员被证实感染。人们开始陷入惶恐之中，纷纷抢购口罩、消毒水等防护用品。正常的生活节奏瞬间被打乱了。淘大花园的居民万万没有想到，他们这里会成为疫情的重灾区。

淘大花园成为重灾区

淘大花园位于九龙观塘区的牛头角，是香港一个大型私人住宅小区，分为A座至S座。3月26日，淘大花园E座有5个家庭7人受感染；28日，感染人数大幅增加到63人；31日，感染人数激增至213人。当晚，香港特区政府采取紧急措施，隔离淘大花园E座。到4月15日，整个淘大花园小区内共发现321例感染者。其中，感染病例明显集中在E座，占发病总数的41%；第二位是C座，占15%；第三位是B座，占13%；第四位是D座，占13%；余下的18%则呈个案散布在其他11座。而发生最多感染个案的住房编号为8号或7号。比起10楼以下的居民，10楼及以上楼层所受的影响更大。淘大花园顿时成了香港"非典"重灾区：居民花3倍的价钱也请不到清洁工；出租车司机拒绝来这里；公司不允许住在这个小区的员工上班。

淘大花园内的大规模传染到底是怎么回事？经过排查，"源头病人"指向一位曾经入住威尔斯亲王医院8A病房的男性肾病患者。该病人于2003年2月24日开始出现感冒及上呼吸道感染的症状，3月5日按照肺炎的诊断被收入8A病房。由于在治疗过程中曾接受喷雾式药物治疗，其咳出的飞沫有机会迅速散布到整个病房，最终感染了接触过他的医护人员。这名病人又于3月14日、3月19日两次到淘大花园E座探访他的弟弟。其间，他因腹泻使用过弟弟家中的卫生间，大量带有病毒的排泄物被排进了污水管。随后，他的弟弟、弟媳和照料二人的护士均被证实感染"非典"。

疑点指向污水系统

问题是：E座与其他座楼宇之间是如何交叉感染的呢？淘大花园每栋楼高33层，每层8户。每座楼宇都有8条直立式污水管，污水管连接马桶、洗手盆、浴缸和浴室的地台排水口。为防止昆虫和污水管的异味进入室内，各排水口设有U型聚水器。

一般情况下，聚水器内须有足够贮水，才能发挥隔气作用。由于马桶、洗手盆、浴缸等经常使用，与其相连的U型聚水器大部分时间有水。不过，很多住户清洁浴室地面时，习惯用拖把拖地而不是用水冲洗，导致连接地台排水口的U型聚水器很可能因干涸未能发挥隔离作用。

香港有关部门还在E座做了测试，发现当浴室的抽气扇启动后，空气会从污水管经地台排水口倒流进入浴室，由此推断，这些气流可能把存于污水管内的病毒液滴散发到浴室内，而浴室的抽气扇也可能把这些液滴排放到相邻单元的天井。每当有人使用浴室时，关上的门及运行中的抽气扇会造成负气压，驱使这些小液滴由地台排水口进入浴室。淋浴时所产生的水蒸气和浴室内的潮湿环境，也有助于形成大的液滴。淘大花园的浴室面积非常狭小，约3.5平方米，这进一步提高了液滴触及人体和物品的机会。另外，E座的一根污水排气管道有一条比较大的裂缝，含有病毒的污水水滴也有可能弥散到空气中，造成病毒进一步扩散。

为确定环境受病原体污染的程度，香港有关部门在淘大花园收集了空气和水样本、环境拭子，以及取自动物的各类样本。结果发现空气和水样本并无异常，而从E座一套住宅厕盆内收集的环境拭子证实含有冠状病毒。在蟑螂身上和老鼠的排泄物中也发现冠状病毒。由于老鼠并无感染或发病迹象，有关阳性结果只能表明淘大花园的环境受到污染，虫鼠在这次疫情中很可能是病毒的被动载体。

专家们判定，淘大花园成为香港"非典"的重灾区，是由多种原因相互交织造成的，涉及U型聚水器、强力浴室抽气扇、排气管裂缝、天井狭窄等多种因素。香港特区将这些调查结果写进报告，上报世界卫生组织，得到了认可。

淘大花园事件之后

淘大花园事件发生后，香港有关部门重点针对淘大花园卫生间和厨房内的浴缸、洗手盆、马桶和地台排水口，以及住宅小区的整体环境展开彻底清洁和消毒。淘大花园管理公司对排水系统进行全面检查，及时处理了污水渠排气管裂缝等问题。

为防止类似事件发生，香港特区政府制定市民手册，教育市民如何为家居和办公场所消毒，提醒市民注意清洁浴室，保持U型聚水器内存有足够水分，确保其正常发挥隔气功能，并妥善保养、维修排水系统和卫生设备。由于防控措施得当，香港"非典"疫情逐步得到控制。

翻过"非典"一页，淘大花园劫后重生。从此，它成为香港的一个有特殊意义的地标。

（执笔：王锦辉）

抗击"非典"中的钟南山院士

2003年初，一场传染性极强的非典型肺炎疫情突然在我国部分地区暴发。面对这场灾难，党和政府领导人民打响了一场防治"非典"的战斗。广大医务人员冲在一线，用他们精湛的医术攻坚克难，谱写了一曲无私奉献的英雄赞歌。其中有一个忙碌的身影格外引人注目，他就是中国工程院院士、呼吸病学专家钟南山。

疫病突如其来　院士临危受命

2003年1月21日，钟南山接到广东省卫生厅的通知，前往中山市两家医院调查一种"怪病"。一个月前，他所在的广州医学院第一附属医院（今广州医科大学附属第一医院）收治了一位从河源市送来的"奇怪"肺炎病人。这位病人持续高热、干咳，肺部X光透视呈现出可怕的"白肺"，医生使用各种抗生素对他进行治疗，都不见效。更令人费解的是，河源当地医院救治过该病人的8名医务人员随后也相继感染，症状与病人相同。

钟南山院士凭借广博的医学知识与多年的行医经验，敏锐地意识到，这是一种从未见过的特殊传染病。多位专家会诊后，印证了钟南山的预判。这种传染病临床表现与典型肺炎不同，呈非典型肺炎症候。病人如果不能得到及时救治，就很容易死于呼吸衰竭或多脏器衰竭。

一刻也不能耽误！钟南山立刻将该情况通报给医院所在地广州市越秀区防疫站。随后，中山、佛山、河源、深圳、广州等地均发现该类病例，疫情很快在广东引起恐慌。广东省卫生厅收到报告后，立即进行了相应部署，决定成立广东省非典型肺炎医疗救护专家指导小组。67岁的钟南山临危受命，担任组长。

请缨收治危重病人　全力制订医疗方案

这个羊年春节，广州一派喜庆祥和，而钟南山与他的同事们，却倍加紧张劳累。面对疫情快速传播的形势，钟南山认为必须抓紧收治感染者，特别是其中的危重症患者。"鉴于广州呼吸研究所的技术力量，同时考虑到危重病人有较强的传染性，应集中治疗。"钟南山主动向卫生厅请缨："把最危重的病人往我们医院送！"

有些医务人员难免产生畏惧情绪。钟南山鼓励大家说："医院是战场，作为战士，我们不冲上去谁冲上去？"他身先士卒，带领大家全身心地投入到救治工作中，建立了一支大无畏的救治团队。短短几天内，医院便接收了27位危重病人，后来最多时超过100位。

随着一个个危重病人被迅速转移过来，医务人员频频受到传染。几天内，医院就有26名医护人员被感染，重症监护室的6名业务骨干一下子就倒下4名。钟南山意识到问题的严重性：在这个紧要关头，医务人员绝对不能再倒下！为此，他给医务人员制定了最高级别的隔离措施，每天都会到病房查看几趟，检查隔离措施是否到位。

作为研究"非典"的一线专家，钟南山认为，尽快探索出一套有效治疗办法责无旁贷。他和同事查阅了无数资料，做了无数次调查和记录，终于摸索出了一套"三早三合理"的有效治疗方法，即"早诊断、早隔离、早治疗"和"合理使用皮质激素、合理使用呼吸机、合理治疗并发症"。他们利用这个治疗方法对两位生命垂危的"非典"患者进行治疗，奇迹出现了，两位重症病人全部从死神手中脱险。

广东省卫生厅接到喜讯，立刻组织专家对救治方法进行总结和完善，在全省推行并上报卫生部向全国推广。依靠钟南山团队的有效治疗方法，全国"非典"疫情逐步得到控制，造成的病亡人数大大下降。

坚持实事求是　科学应对疫情

2月18日，"非典"疫情肆虐期间，有国家权威机构传来消息：在广东送去的两例死亡病例肺组织标本切片中，发现了典型的衣原体。由此认定，衣原体是"非典"致病病原体，并建议对同类病例使用抗生素进行治疗。

当天下午，广东省卫生厅召开紧急会议，对这一报告进行讨论。钟南山摇摇头，说："典型的衣原体可能是致死的原因之一，但不是致病原因。到目前为止，我们所有临床的实践都不支持衣原体是

'非典'致病病原体这一结论。我认为,'非典'由一种未知病毒致病的可能性较大。是什么,不能轻易定论。"

会后,有朋友悄悄问他:"那是权威部门的结论,你也敢质疑?你就不怕影响院士的声誉吗?"钟南山平静地说:"科学只能实事求是,不能明哲保身,否则受害的将是患者。"

事实证明,钟南山的质疑是正确的。4月12日,由钟南山主持的联合攻关组宣布:从广东"非典"病人气管中分离出两株新型冠状病毒,显示"非典"主要原因极可能是冠状病毒的一个变种。他们将这一研究成果上报世界卫生组织。4天后,世界卫生组织正式确认这一结果。

钟南山的正确判断,为国家及时制定"非典"防治方案提供了科学决策依据。

4月10日,国新办召开新闻发布会,向中外记者介绍"非典"疫情。会议开始后,有记者问:"你们有关官员说疫情已经得到了控制,请问是否属实?"

面对这个问题,钟南山终于忍不住坦言:"什么叫现在已经控制?根本就没有控制住。"

此话一出,整个会场一片哗然。

钟南山又接着说:"最主要的是,什么叫控制?现在病原不知道,怎么预防不清楚,怎么治疗也还没有好的办法,特别是不知道病原。目前病情还在传播,怎么能说是控制了?我们顶多是遏制,不叫控制!"他还补充说,连医护人员的防护措施都还没有到位。

正是他的这次"放炮",促使疫情得到及时披露,国家层面相关机制得以跟进,最终疫情得到有效控制。钟南山在"非典"期间表现出来的勇气和耿直，事后被官方媒体尊称为"钟南山风骨"。

钟南山冷静、无畏，以令人景仰的学术勇气、高尚的医德和深入的科学探索精神给予人们战胜疫情的力量。面对获得的广泛赞誉，他说："在我们这个岗位上，做好防治疾病的工作，就是最大的使命。"掷地有声的话语，充分展现出他的人生准则和职业操守。

经过所有医务人员的共同努力，广东省非典型肺炎患者的死亡率仅为3.5%，是世界上非典型肺炎治疗成绩最好的地区之一。钟南山领导的治疗小组，也为中国乃至世界抗击"非典"做出了重大贡献。2004年4月8日，他被授予国内卫生系统最高荣誉称号——白求恩奖章。

（执笔：董斌）

"非常战士"丁秀兰

在2003年抗击"非典"的特殊战场，北京大学人民医院主任医师丁秀兰不幸被病毒感染，以身殉职。她用自己的行动，书写了一首白衣卫士守护人民群众生命健康的感人诗篇，赢得了人们发自内心的敬重与怀念，被誉为"非常战士"。

冲在最前线的战士

丁秀兰，1954年3月出生。大学毕业后，一直奋战在首都医疗一线。从医30多年，无论遇到什么困难和危险，她总是一马当先，冲锋在前。她常挂在嘴边的一句话是："我们要对得起病人。"

在2003年抗击"非典"的战役中，北京大学人民医院是一个重要战场。初期，由于对病毒认识不足，防护不到位，医护人员大量被感染。自4月5日接诊首例"非典"患者，人民医院先后确诊患者120多名，其中本院医护人员高达89名。

当时，人民医院没有传染科，也没有专门的隔离病房，大量的发烧病人被集中到急诊科。针对发烧病人，人民医院安排了4个主检医生，丁秀兰是其中之一；急诊科安排了4个班次，丁秀兰每个班次都坚持在岗。这意味着她是接触发烧病人最多的医生，工作压力很大，危险系数也很高。

随着疫情的蔓延，人们对"非典"的恐惧不断加重，以至于每当有高热病人被送进医院时，许多人都本能地退避三舍。而丁秀兰在防护措施有限的情况下，一如既往地奔波于患者的床前，问诊、查体，一丝不苟，匆忙的脚步告诉人们，她根本没有时间考虑个人安危。就这样，一天天不停地忙碌着，她用已过中年的身躯抵御着疲倦，用身先士卒的人格魅力鼓舞着士气。

4月中旬的一天晚上，忙碌了一天的丁秀兰仍没有脱下白大褂，而是急匆匆地奔向急诊监护病房。在那里，躺着6名发着高烧的急诊科护士。在丁秀兰眼里，这些年轻的护士就像自己的女儿一样，她们染病倒下，如同针扎一般刺痛着她的心。

丁秀兰仔细地为每一个护士查体，细致到连每个人的眼睑和咽部都要认真地检查一遍。检查完毕，她又坐下来书写病历。夜渐渐深了，阵阵寒气袭来，坐在门口办公桌旁专心书写的丁秀兰没有察觉，就是在那一晚，她受了风寒。

在随后的几天里，丁秀兰虽然已经感到身体不适，但繁忙的工作使她根本无暇顾及自己。有一天，开完医院里的"非典"工作会议回来后，疲惫不堪的丁秀兰只对护士长说了一句"我感觉有些冷"，就倒下了。

病床上的医生

将近半百的年纪，加上长时间的劳累，使丁秀兰免疫力下降，不幸被"非典"病魔击倒。她的病情发展很快，持续的高烧和浑身酸痛乏力折磨得她寝食难安，这让同事们非常揪心。一个熟知丁秀兰的同事说："丁大夫生病太让人心疼了，因为她总是那么善良和蔼，她心里想的都是别人，唯独没有她自己。"

躺在病床上的丁秀兰仍然没有忘记医生的职责。当诊疗专家前来查房时，她强忍病痛和他们探讨病历，并详细地将自己的患病感受、病情发展情况记录下来。她说："这些都是难得的资料，出院以后我还要好好研究。"

看到年轻病友们心情烦躁，她举着输液瓶走到病友床前，用一名医者特有的关怀安慰他们，指导他们如何与病魔做斗争。在病房里，丁秀兰"批评"护士们进她房间巡视次数太多，总是不停地"撵"她们："快出去吧，别传染给你们！"

4月22日，丁秀兰病情加重，组织上决定将她转到北京地坛医院治疗。当同事们抬着担架到她床边时，她说："不要拿担架，我自己走，你们躲我远一点儿。"她不停地咳嗽、气喘，每迈一步都非常艰难，最后不得不在同事们的搀扶下上了担架和转院的救护车。

最后的日子

北京市委、市政府一直关注丁秀兰的病情，要求不惜一切代价进行抢救。丁秀兰转到地坛医院的第三天，医院组织了院内专家会诊，决定给予抗病毒、抗感染、提高机体免疫的治疗。

但丁秀兰病情日益恶化，呼吸困难进一步加重。5月6日，专家组请来人民医院、协和医院、北医三院、朝阳医院、复兴医院、地坛医院的21位专家，以及特意由广东赶来的肖正伦教授一起会诊；10日，广州的钟南山院士和北医三院赵明武教授、朝阳医院王辰教授等亲临地坛医院指导抢救；11日，再次组织北京、广东的27名专家会诊。此时，丁秀兰已处于多脏器功能衰竭，医院紧急施行床旁血液滤过透析，治疗持续24小时后，又进行了分子吸附再循环的新型血液净化治疗。

奇迹并没有发生。5月13日凌晨，在同"非典"病魔顽强抗争近一个月后，49岁的丁秀兰永远离开了她深爱着的工作岗位，离开了深爱着她的人们。离开这个世界时，她没有说一句话，只把无尽的思念留给人们。

得知噩耗的群众，自发来到北大人民医院的门口悼念丁秀兰。人们或无语伫立，默默哀悼，或将一束束白的菊花、红的康乃馨放在门口，有的还附上一段留言寄托哀思。一位患者在留言中说："丁大夫，我的救命恩人，您一路走好。"一位曾在丁秀兰指导下实习的医科大学毕业生在留言中深情写道："雨丝中，曾朝夕相处的您含笑走来，还是那份慈爱的目光；花丛里，又飘来您白色的身影，步履仍然是那样匆忙。不忍看您的微笑，不忍看您的身影，泪水，只能用泪水向您挥别！"

为纪念丁秀兰，由共青团中央等单位主办的网上"丁秀兰纪念馆"于5月14日开通。短短3天时间，超过5000人次登录纪念馆留言。当年7月，丁秀兰被中共中央组织部追授为"全国优秀共产党员"。

（执笔：董斌）

小汤山医院里的战斗

2003年初,"非典"疫情在全国暴发,北京成为重灾区。为应对疫情,4月22日,北京防治"非典"工作联席会议决定,在昌平区小汤山镇新建一所专门收治"非典"病人的传染病应急医院。这里遂成为"非典"期间最引人注目的战场,创造了7天建成一座医院并取得抗疫全面胜利的奇迹。

火速抢建小汤山医院

2003年4月,北京乍暖还寒,当"非典"疫情以"黑云压城城欲摧"之势袭来,共和国心脏被疫情严重冲击时,建设大军在小汤山鏖战7天7夜,上演了一幕幕感人的大戏。

4月22日晚10时,北京市建委召集中建一局集团及北京市建工集团、城建集团、住总集团、城乡集团、市政集团等6家企业,传达了北京市委、市政府的紧急任务:"要在最短的时间里,抢建一座能容纳1000张病床的传染病野战医院。地点就在昌平区境内的小汤山。"

疫情就是命令！4月23日拂晓，六大集团公司的4000名工人、500多台设备就开进了施工现场。一场争分夺秒的抢建任务打响了。

建工集团最初接受了80间病房，共计5000多平方米的院区建设任务。集团六建公司调集500余人参加会战，在23日夜间的10余个小时里就完成了近3000平方米的工程基础。24日上午10时，开始吊装房屋，到晚上9时，80间房屋全部到位，随之展开房间的内外装修。这支曾多次荣获"鲁班""国优"奖章的队伍，关键时刻再显英雄本色。各方对六建的施工质量和进度给予一致的赞扬，并向他们追加100间房屋的建设任务。六建公司再次增加兵力，全力以赴。

北京城建集团接到建设任务后，迅速组织精兵强将，筹集资金、材料，调集机械设备、车辆迅速开赴施工现场，连夜加紧施工。该公司共承担60间2000平方米房屋的建设任务。为争取时间，施工进度以小时、分钟进行计划安排，广大施工人员连续奋战7昼夜，困了就倒在草地上打个盹，累了就喘口气休息一会儿接着干。公司领导吃住在现场，协调、安排、落实各项施工任务，嗓子都喊哑了。项目经理既当指挥员，又当战斗员，连续数日未回家，战斗在工地……

25日，医院结构已经完成60%，内装完成30%；两天后，小汤山医院主体工程完工；29日，医院工程通过验收。当天下午6时，军方开始正式接管医院。5月1日，消毒分队对小汤山医院进行了最后一次消毒，标志着医院建设全面完成。

这座全国规模最大的"非典"定点医院，共有22个病区508间病房1000个床位。整个医院的病区分为污染区、半污染区和清洁区，病房设备全部按传染病标准配备，可充分满足医疗救治设施需要。

精兵强将会聚小汤山

医院建得快，转移病人更要跟得上。5月1日晚11时起，穿戴着全套防护装备的司机和医护人员先后登上专用救护车，前往北京市各医院转运"非典"患者。156名轻中型"非典"患者及疑似患者被分别从协和医院、北医三院等15家医院转到小汤山医院继续治疗。疫情期间，医院收治"非典"患者达680人。

专业医院需要大量专业医护人员。早在4月25日，总后勤部向中央军委上报《紧急支援北京市组建非典定点医院人员抽组方案》，并获得批准。26日，解放军总参谋部、总政治部、总后勤部、总装备部联合发出《关于抽调紧急支援北京市防治非典定点医院人员的通知》。

人民军队为人民，"召之即来，来之能战，战之必胜"。请战书如雪片般向各级党组织飞来。

4月26日，解放军总医院接到上级要求组派医疗队赴小汤山"非典"定点收治医院的通知。专家教授们闻讯，踊跃报名参战。由放射科教授杨立带队的首批医疗队，仅用几个小时就组建完毕，成为全军最早到达小汤山医院的医疗队。当时，杨立年过八旬的老母亲正患重病卧床不起。他不敢把真实情况告诉老人，只是向家人简单交代几句，就匆匆出发了。后来，正在小汤山医院忙碌的杨立，突然接到了母亲去世的消息……

位于北京的解放军第252医院几乎所有医护人员都写了请战书、决心书。4月25日，刚做了2天新娘的肝病科医生杨新英，接到通知她赴小汤山"参战"的电话，她没有丝毫犹豫就答应了。放下电话，她对爱人说："不管是作为军人，还是医生，我都必须去！"

地处河南省的解放军第371医院，开大会宣布赴北京参加抗击"非典"的医务人员名单。传染科主任张德州一听没有自己，马上找到政委说："我是传染科主任，比年轻人经验丰富，应该让我上。再说年轻同志孩子都小，而我没家庭负担。"他又充满自信地拍拍胸膛说："我虽然头发白了，但身体很好，干劲很足。"院领导为他的坚决态度所感动，当场同意了他的请求。

全国各地的114所军队医院的1383名精兵强将分3批奔赴小汤山医院，涵盖了传染、呼吸、放射、麻醉、实验、护理等30多个学科。其中，博士及博士后51人，硕士166人，副教授以上职称110人，中高级以上职称者达70%。他们心里都很清楚，接下来将迎来一场生与死的考验。

坚决打赢这场没有硝烟的战"疫"

时间就是生命！为加快收治危重病人，北京市逐步将抗击"非典"的重心转移到小汤山医院，这里成为扭转北京抗击"非典"战役态势的最前沿阵地。

小汤山医院先后从各病区抽调34位教授，组成救治专家指导组和救治咨询专家组，全时段对诊断、治疗、抢救、预防等工作进行监督、指导和咨询。医院一改过去三级查房的一贯做法，采取每位专家直接与2个至4个临床科室挂钩，并结合集体会诊等方式，最大效能发挥专家教授的救治作用，确保每位患者都能得到科学权威、及时有效的治疗，这些措施的实行，使得患者康复进程明显加快。

针对转入患者中老年病人多、基础疾病多的情况，医院根据国家卫生部下发的"非典"治疗指导方案，结合国内外治疗"非典"的成功经验，成立了由21名专家教授组成的，涉及消化、心内、肾内、泌尿、耳鼻咽喉等16个专业的基础疾病专家会诊组，着重抓好"非典"患者基础疾病的诊治和危重患者的救治。

小汤山医院既是治疗"非典"的前沿阵地，也是最容易受感染的危险战场。整个战役都是与看不见敌人的遭遇战，最危险的地方就是重症监护室（ICU），这里的病人病情危重，感染性极强。尤其是插管吸痰，每一次都要面对患者含有病毒分泌物的喷射。而实施抢救的医护人员将个人安危置之度外，对每一位被送进重症监护室的危重病人，哪怕只有万分之一生还的希望，都会做出百分之百的努力。

在全国人民万众一心、大力支持下，北京抗击"非典"不断取得一个又一个胜利。5月15日，小汤山医院首批7名"非典"患者康复出院。6月20日，最后18名病人痊愈出院，标志着小汤山医院救治"非典"患者的重任基本完成。在近两个月的时间里，小汤山医院共收治了680名患者，占全国的1/7，除死亡8例外，其余患者均康复出院；1383名官兵，无一人感染，实现了"提高治愈率、降低病死率、确保零感染"的目标，创造了成功抗击疫情的小汤山模式。

（执笔：董斌）

国外篇

/ GuoWai Pian /

雅典的瘟疫之劫

人们"像羊群一样地死亡着","垂死者的身体互相堆积起来，半死的人在街上到处打滚，或者群集于泉水的周围，因为他们想喝水"，古希腊历史学家修昔底德在《伯罗奔尼撒战争史》中，如此形象地记录了那场席卷雅典的瘟疫。正是有了修昔底德的记述，雅典大瘟疫成为人类历史上第一次被完整记载的重大疫病。

战争助推瘟疫传播

为了争夺对古希腊的控制权，公元前431年，古希腊最大的两个城邦——斯巴达和雅典开始了长达27年的战争，史称伯罗奔尼撒战争。战争之初，雅典人对取得胜利颇有信心。然而，就在战争爆发第二年，一场突如其来的瘟疫改变了战争走势。

当时，斯巴达攻占了雅典城外的乡村，雅典城邦被迫将绝大多数乡村居民迁入城内。骤然增加的人口，令这座城市不堪重负。乡村居民进城后，大多没有房屋居住，只能挤在空气不流通的茅舍里。再加上城内的住房普遍狭小、简陋，更没有排水设施。在炎热的天气下，瘟疫开始在雅典城中迅速蔓延，一发而不可收，持续达3年之久。

按照修昔底德的描述，瘟疫感染者先是出现严重的发热，眼睛变红、发炎，喉咙或舌头往外渗血，嗓子沙哑，嘴里发出奇怪而难闻的气味。不久，胸部疼痛，出现剧烈咳嗽。患者体内异常灼热，即使穿很薄的衣服也难以忍受，极想赤身裸体地跳入冷水中。他们处于无休止的口渴状态，不停地喝水也无济于事。接着，病情转移到腹部，病人出现腹泻症状，严重者肠道溃烂，直至死亡。

由于缺乏隔离措施，许多与患者接触的人先后感染。最终，约有1/4的雅典人染疫而死。吃过尸体的鸟兽紧接着也死掉了。遍地的尸体和被污染的水源引发了更广泛的瘟疫传播。

希波克拉底用火驱除瘟疫

面对突如其来的灾难，起初，雅典人怀疑是斯巴达人在蓄水池中投毒造成的。当确定这是一场可怕的瘟疫后，有人认为，这场瘟疫起源于埃塞俄比亚，然后传到埃及、利比亚以及波斯帝国的大部分领土，最后通过贸易路线传入港口城市比雷埃夫斯，进而传入雅典城。

雅典人在恐惧之余，苦苦寻找防治办法，先后试验了多种药方，均没有任何效果。绝望的雅典人开始相信一切都是宿命，甚至希望通过扩建阿波罗神殿来祈求神灵遏制瘟疫。

　　相传就在这时，希腊北部马其顿王国的一位御医，却冒着生命危险赶往雅典。他就是后来被尊为"西方医学之父"的著名医生、欧洲医学奠基人希波克拉底。希波克拉底出生于小亚细亚科斯岛的一个医生世家，从小就跟随父亲学医。

　　希波克拉底来到雅典后，一面调查疫情，一面探寻病因，寻找解救方法。在调查过程中，他发现全城有一种人没有染上瘟疫，那就是每天与火打交道的铁匠，由此设想，或许火可以防疫，便动员人们在全城各处燃起火堆，希望用火的烈焰净化空气，杀死瘟疫。奇迹出现了！不久，疫情开始缓解，数年后，瘟疫在雅典消失了。

　　为了纪念希波克拉底的贡献，雅典民众一致同意赠予他一顶金冠。这种用烈焰产生的高温驱除瘟疫的办法，被后人沿用下来。

　　同时流传下来的还有希波克拉底为医生制定的道德规范，后人称之为"希波克拉底誓言"。誓言宣称："我愿尽我的能力与判断，用医疗帮助病患……"时至今日，欧洲的医学院毕业生准备穿上圣洁的白大褂前，都要宣读类似誓言，这既是对职业道德的恪守，也是对希波克拉底的纪念。

雅典从灾难中走向衰落

　　那么，雅典这次暴发的瘟疫究竟是什么呢？

　　19世纪，英国著名史学家乔治·格罗特提出了"发疹伤寒（斑疹伤寒）说"。后来，也有一些学者提出鼠疫、麻疹、流感、天花、埃博拉等说法，至今都未能定论。无论这场瘟疫因何引起，但它确实给雅典造成了一系列灾难性后果，甚至严重影响到人们的生活观念。

雅典社会秩序从此陷入混乱。人们面对瘟疫，觉得生机渺茫，于是大把挥霍金钱，参与大型宴会，追求及时行乐、醉生梦死的生活。不少人对神灵和法律失去了尊崇，开始违法乱纪甚至肆意妄为。这在很大程度上影响了雅典的社会风气。

瘟疫无疑影响了战争的走向。雅典城内的主和派由此发难，称瘟疫的流行是由于伯里克利等主战派触怒了神明。这种说法不过是政客为了打击对手的说辞，但在死亡与恐惧的裹挟下，雅典军队的士气遭到沉重打击。不巧的是，前429年，雅典首席将军、民主政治领袖伯里克利在这场瘟疫中染病身亡，雅典开始陷入党派纷争之中，战争败局变得不可扭转。

值得一提的是，雅典原是古希腊的文化中心，聚集了许多卓越的思想家、艺术家、历史学家、科学家，如苏格拉底、柏拉图、德谟克里特、希罗多德、修昔底德等。那时的雅典人曾骄傲地认为："我们的城市是全希腊的学校。"瘟疫与战争使雅典失去了往日的辉煌。这场瘟疫结束后，雅典虽然仍坚持与斯巴达作战，但终因人力和物力匮乏，最后不得不向斯巴达投降，被迫于前404年签订和约。斯巴达开始取得古希腊霸权。

（执笔：王锦辉）

动摇拜占庭帝国根基的瘟疫

395年1月，罗马皇帝狄奥多西在米兰"驾崩"。根据他的遗嘱，罗马帝国被划分为东西两部分，由两个儿子分别统治。西罗马帝国仍以罗马城为都城，东罗马帝国则以君士坦丁堡为都城，又称拜占庭帝国。此后，两个罗马帝国走上了不同的历史道路：西罗马帝国在外族的打击下逐渐衰败，到476年灭亡；而东罗马帝国的发展一度比较兴盛，特别是527年，查士丁尼登上皇帝的宝座后，帝国出现一派繁荣景象。作为一位颇有抱负的皇帝，查士丁尼最大的梦想就是收复西罗马帝国的失地，恢复昔日罗马帝国的辉煌。可惜这个梦想因一场瘟疫而破灭……

突如其来的瘟疫

查士丁尼即位之初，便任命名将贝利萨留为元帅，向宿敌波斯帝国宣战。从528年开始，贝利萨留多次打败数倍于己且装备精良的波斯军队，并迫使波斯帝国于532年签下停战协定。雄心勃勃的查士丁尼命令贝利萨留率领远征军横扫北非后，又征服了意大利。经过数十年连续作战，原罗马帝国的地盘大多已并入拜占庭，帝国空前繁盛。查士丁尼踌躇满志，曾经辉煌的罗马帝国似乎正在向他走来。

然而，谁也不曾料到，一场规模空前的瘟疫不期而至……

541年，瘟疫开始在拜占庭帝国统治下的埃及出现，首先袭击了地中海港口培琉喜阿姆，之后迅速蔓延到亚历山大港，继而又通过海路登陆君士坦丁堡，随后蔓延至拜占庭帝国全境。

灾难的亲历者、历史学家约翰详细记录了瘟疫时期君士坦丁堡的可怕景象：一开始，有居民突然发高烧，眼睛充血，喉咙不适，面部肿胀，很快腋窝、腹股沟、双腿、耳朵旁也出现肿胀。一些人开始昏迷，再也没有醒过来；一些人神志不清，开始说胡话。几天后，许多人腹股沟肿块破裂，脓水流出，痛苦呻吟两三天后悲惨地死去。有的人则会康复，但随即又会再次遭到感染而死去。这种瘟疫就像是毒蛇，慢慢缠绕人的身体，一点点将人吞没。后来的一些研究者根据约翰的描述推测，此瘟疫就是人类历史上第一次大流行的鼠疫。

起初，政府官员还在街头清点死亡人数。当他们清点到20多万之后，就放弃了清点。所有尸体都被拉出城去，埋到墓地中。很快城外的墓地就不够用了。查士丁尼下令，挖掘了一个巨大的足以容纳7万具尸体的大坑，将男女老少的尸体全部抛入坑中掩埋。

随着疫情的恶化，尸体越来越多。据记载，当时君士坦丁堡每天大约有5000人至7000人死亡，最高时甚至达到10000人。政府官员束手无策，因为再也找不到可以埋葬尸体的土地，也找不到健康的掘墓人，只好把这些尸体随意丢弃，任其腐烂。

君士坦丁堡城内的街道上、庭院中、教堂里，尸体叠着尸体，整座城市散发着令人作呕的尸臭，到处弥漫着死亡的气息，一幅世界末日来临的景象。

由于正值查士丁尼王朝，所以这场瘟疫又被称为查士丁尼瘟疫。随后的几十年里，查士丁尼瘟疫又有4次以上的间歇性暴发，其影响范围波及地中海沿岸的主要城市和地区。瘟疫频发使拜占庭帝国元气大伤，不仅导致人口急剧下降、经济衰退，同时也冲击了帝国中央集权统治，削弱了帝国军力，并对其战略格局造成严重不利影响。

危机重重的中央集权

拜占庭帝国是一个以皇帝为中心的中央集权制国家。由于权力高度集中，皇帝的安危和政府的稳定关乎整个帝国的命运。在这场大瘟疫中，皇帝查士丁尼也被感染。幸运的是，他很快便从疾病中恢复过来，且未留下任何后遗症。

然而，就在皇帝养病期间，帝国的日常行政机制一度停摆，关于皇帝身染瘟疫而亡的消息甚嚣尘上，各种觊觎皇权的势力趁机行动，政治阴谋随即而起，部分地区甚至发生叛乱。同时代的拜占庭历史学家普罗柯比在《战记》中写道："由于拜占庭城中流行瘟疫，皇帝查士丁尼身染重病，甚至说他已病死于瘟疫。谣言一直传播到罗马军营，一些军官说如果罗马人在君士坦丁堡拥立像查士丁尼一样的人为皇帝，则他们绝不承认。"皇帝病情好转后，军官们互相指控，一大批的文武官员受到牵连，其中帝国的栋梁贝利萨留也被指控参与谋反，被捕入狱。

由于缺乏有效的方法制止瘟疫蔓延，君士坦丁堡内各行各业的生产活动都停止了，百姓日常生活受到极大冲击，街道上人迹罕见。原本由政府负责的粮食供给得不到保障，饥荒开始蔓延，饥民公开抢夺粮食，进一步引发社会暴乱。在死亡阴影笼罩下的人们信仰动摇，伦理道德丧失，整个帝国的稳定受到极大冲击。

日渐衰落的帝国

对于查士丁尼皇帝来说，这场瘟疫就是一场彻彻底底的噩梦。瘟疫暴发前，查士丁尼有大约65万人的庞大军队。瘟疫后，由于人口锐减，东部边境的军队已不足15万人。再加上军费减少，士兵的待遇也被不可避免地降低，结果是战斗力大不如前，帝国的防御力量一落千丈。559年，保加利亚人长驱直入，挺进君士坦丁堡，尽管未能获胜，却极大地威胁到拜占庭帝国的统治。

这一连串的残酷打击，让查士丁尼的梦想完全破灭。他变得无比消沉，终日不理政事，更加虔诚地推崇基督教，沉迷在宗教之中。幸存的拜占庭人也纷纷陷入宗教狂热，人们在街头巷尾无休无止地辩论着神学问题。整个帝国弥漫着浓厚的宗教气息。

565年，查士丁尼去世，国家财政收入已经不足500万，国库空空如也。

随着查士丁二世继位，拜占庭帝国完全丧失了对外进攻的力量。阿拉伯人高举伊斯兰教的大旗，不费吹灰之力就占领了地中海东岸的大片土地。之后又挺进北非，渡过直布罗陀海峡，占领伊比利亚半岛，建立了辽阔的阿拉伯帝国。他们还曾3次大规模进攻君士坦丁堡，拜占庭帝国险些亡国。而在意大利，拜占庭帝国原有领土全部丧失，再次落入外族手中……

（执笔：丁洁）

鼠疫曾把欧洲变成人间地狱

14世纪四五十年代，对于欧洲来说，是一个极为悲惨的时期，一场被人们称为"黑色死神"的瘟疫在欧洲四处蔓延……

"黑色死神"肆虐欧洲大陆

1346年，意大利热那亚港口城市卡法突发瘟疫，患者身上长出大肿块，皮肤出现黑斑，饱受痛苦和折磨，最后在挣扎中死去。这就是被称为"黑死病"的鼠疫大瘟疫。很快，城中的死者越来越多。幸存者纷纷坐船逃出这座瘟疫之城，但也将死神带了出去。

1347年9月，黑死病抵达意大利南部西西里岛的港口城市墨西拿，继而迅速席卷了威尼斯和比萨，旋即热那亚和佛罗伦萨也相继沦陷，很快整个意大利被完全笼罩在黑死病的阴影之中。

黑色死神并没有就此止步，继续向欧洲的各个角落蔓延……

最先沦陷的是西欧。1348年夏天，黑死病突破英国多塞特郡的港口，8月攻克伦敦，翌年征服整个不列颠。伦敦5万居民最后仅剩下3万人。在法国，以马赛为起点，黑死病横扫从东南普罗旺斯到西北诺曼底的整个国家。1349年初，黑死病从法国的东北部越过莱茵河，5月到达瑞士巴塞尔，8月攻陷德国法兰克福，11月到科隆；1350年抵达汉堡、不来梅……饱受疾病折磨的人们在大街上倒地而亡，遍地都是横七竖八的尸体，收尸车为了掩盖尸体的臭味挂满了鲜花，焚烧尸体产生的灰烬在城市四处弥漫……

1351年末，黑死病进入波希米亚和波兰，1352年蔓延至莫斯科大公国。这场瘟疫在欧洲肆意横行，无论哪个国家、民族，无论什么阶级，无不受其蹂躏。在这场令人闻之色变的瘟疫中，病人在极度痛苦中死去，幸存者惊恐万状，经历着一场又一场生离死别。欧洲进入黑暗时代。

愚昧无知下的雪上加霜

黑死病是由鼠疫杆菌引起的烈性传染病。14世纪中叶，欧洲虽然已经有了很多医学院，但对于这种新型传染病，医生们也束手无策。在这种情况下，社会上出现了五花八门的治疗方法。有的将杂七杂八的药材混在一起喂给病人，有的用重金属炼制瘟疫的"解药"，甚至有人鞭笞病人以请求上帝的宽恕，这些愚昧的手段不仅毫无疗效，而且加剧了病人的痛苦。再加上防护措施不到位，很多诊所反而成了黑死病传播的重灾区，更加剧了民众的恐慌。

　　畏疫如虎的欧洲人开始疑神疑鬼。起初他们认为黑死病是上帝用来惩罚不虔诚的教民的，所以就投身教会，积德行善，以求赎罪。当发现那些德高望重、善行远播的教士和修女也难逃瘟疫的魔爪时，他们的信仰受到极大冲击。欧洲各地出现了许多"异端"，民众和教会的冲突愈演愈烈，给本就伤痕累累的欧洲平添了更多苦难。

　　天灾无情，但人祸更是雪上加霜。当人们惊奇地发现犹太人社区似乎很少出现黑死病，便以讹传讹，宣称黑死病来自犹太人的投毒。于是几乎同一时间，欧洲各地发生了一连串针对犹太人的迫害事件，大量犹太人遭到驱逐和屠杀。在德国弗莱堡，所有被认出的犹太人被赶进一个大木屋里活活烧死；在法国斯特拉斯堡，有2000多名犹太人被吊死在绞刑架上……吉卜赛人等其他少数民族也被波及，遭到迫害。还有谣言说黑死病是女巫的法术，各地又出现了审判女巫的狂潮，大量被认为是女巫和"异端"的妇女惨遭杀戮，甚至象征着女巫的黑猫也被残忍地杀死。

佛罗伦萨人的理智与无奈

　　佛罗伦萨是意大利中部的一个城市，黑死病的突然降临并没有让佛罗伦萨人丧失理智。

　　当黑死病开始袭击沿海的比萨与热那亚时，佛罗伦萨市议会马上紧锣密鼓地制定应对之策。基于希腊罗马时代留下的体液医学理论，他们认为黑死病主要通过被病菌污染的空气传播。因此决定将任何能散发异味、产生垃圾或污染物的行业从城市中移出。这对中心城区的环境治理起了很大作用。

1348年4月，为防止黑死病继续在市内肆虐，佛罗伦萨当局在支付一定数量的补偿金后，集中销毁了病人们的衣物与生活用品，以防止这些物品被小偷或典当铺拿去后流入社会，引发二次感染。还对来自疫区的比萨人和热那亚人处以每人500里拉的象征性罚款，并对他们进行集体看管，杜绝潜在感染人群四处活动。

进入4月中下旬，佛罗伦萨又牵头在意大利各城市间组建防疫委员会，主要负责颁发健康证、建立隔离区、记录死亡人数、组织慈善活动、进行丧葬安排和维护城市治安等工作。市民卫队则负责密切监视边境上的外来人和运尸者，努力杜绝更多感染者。

尽管如此，在只有草药学和放血疗法的中世纪，黑死病依旧让这座美丽的城市伤痕累累，生机不再。据估计，疫情使佛罗伦萨城中9.5万人最终只剩4万人。意大利文艺复兴的先驱者薄伽丘在《十日谈》中写道："佛罗伦萨突然一下子成了人间地狱：行人在街上走着走着突然倒地而亡；待在家里的人孤独地死去，在尸臭被人闻到前，无人知晓；每天、每小时，大批尸体被运到城外；奶牛在城里的大街上乱逛，却见不到人的踪影……"

这场惨绝人寰的瘟疫，到1352年终于放缓了疯狂肆虐的脚步，但仍时常造访，多次复发。此后的300多年间，黑死病一直没有绝迹。但佛罗伦萨人的抗疫经验日趋丰富，每次新疫情中死亡的人数，都比前次明显减少。

经过这场大瘟疫的劫难，欧洲人口骤降，至于具体死亡数字，后人估计在2500万人左右，约占当时欧洲总人口的1/3。整个欧洲变得满目疮痍，许多幸存者的价值观发生了动摇，开始质疑旧制度。有人说，正是黑死病的流行，客观上摧毁了旧社会体系，使欧洲迎来了文艺复兴的黎明。

（执笔：丁洁）

欧洲的瘟疫医生

在西方每年的狂欢节、万圣节等节日活动中，人们经常能看到戴着鸟嘴面具的身影。这种奇怪的面具，其实是欧洲医生对抗黑死病的防护面具。欧洲历史上曾经暴发过几次大规模的黑死病，也就是人们常说的鼠疫，其中14世纪开始的这一次瘟疫，曾夺走2500万欧洲人的生命。这种烈性传染疾病，也催生出一类特殊的医疗工作者——瘟疫医生。

鼠疫病人的唯一希望

当时，鼠疫传染力极强，人一旦被传染几乎无药可救。为了公众安全，一般由暴发瘟疫的城镇政府出面聘请专门治疗瘟疫病人的医生——瘟疫医生。瘟疫医生的治疗对象仅限于瘟疫病人，而不得接触普通病人，以免交叉感染；普通病人则交由不参与救治瘟疫病人的其他医生诊治。

由于当时的医疗水平低下，瘟疫医生受感染的风险非常大，很多医生都不愿意担任这一角色。一旦有人愿意受聘，政府会非常重视，给予其优厚的待遇。

据记载，1479年，意大利帕维亚政府聘请了一名叫乔瓦尼·德·文图拉的瘟疫医生，月薪为30弗罗林（当时意大利使用的一种货币），而一名能工巧匠的平均月薪不过5弗罗林。此外，帕维亚政府还为文图拉医生提供了带家具的房子、市民资格等福利，并在合同中承诺预支两个月薪金。

还有一个证明瘟疫医生身价的例子。1650年，西班牙巴塞罗那政府派出两名医生支援被瘟疫侵袭的托尔托萨，不料两人在途中为歹人所掳。巴塞罗那政府无可奈何，不得不向绑匪支付了巨额赎金。

瘟疫医生在民间也颇受敬重。官方与瘟疫医生签约时，已经向其支付了酬劳，所以要求医生不分贫富、不分阶层地治疗所有患病居民，且不能再向病人及其家属索取费用。对普通大众来说，瘟疫医生可以提供免费的公共服务，既是他们眼中的英雄，更是最后的希望。

自我保护的防疫套装

瘟疫医生由于经常深入疫区，危险性很大，一旦被感染，死亡率极高。人们逐渐意识到，医生也需要自我保护。

1619年，法国国王路易八世的首席御医夏尔·德·洛尔姆，发明了一套专为瘟疫医生设计的防疫套装。这套服装包括一顶可以将头发塞进去的宽边帽，一副鸟嘴形的面具，一件几乎可以罩住全身的长袍。长袍由浸过蜡、羊脂的油布做成，可以防止医生被病人的血液、体液污染。长袍里面是皮裤，同样打上蜡。手套和鞋也是皮制的，手腕和脚腕处都用绑带扎紧。另外还有一件特别的装备——长木棍，医生可以用它来挑开患者的衣服，在不触碰患者的情况下检查病情。

这套防疫套装中最经典的设备是鸟嘴面具。面具的眼部由透明的玻璃制成，以便佩戴者与外部完全隔离时，还能看清外面；面具的鸟嘴部分是银制的，因为当时的人们认为银可以避毒。

其中，长长的鸟嘴设计可谓功能强大。首先，它的长度能让医生与病人之间保持一定的距离。其次，鸟嘴下方开的一个小孔，可以帮助医生呼吸，里面还填充了很多香料和草药，通常是薄荷、丁香、樟脑、玫瑰花瓣和龙涎香等混合物。当然，不同的医生也会有不同的秘方。那时，人们普遍认为瘟疫病人是"不洁"的，其散发出来的臭味可以传染疫病，而鸟嘴里面的填充物则可以使医生吸入的每一口空气，都能经过芳香物质的过滤，防止病菌入侵，起到一定的防护作用。有人说，这或许是最早的防毒面具。

至于面具为什么设计成鸟嘴形象，除了上述原因外，当时人们认为，携带瘟疫的恶灵常常隐藏在鸟的身上，人们希望用形象更加凶恶的鸟嘴面具吓跑那些恶灵。

这套防护装备从最早出现的巴黎流传到整个欧洲，久而久之，成了瘟疫医生的标志性服装。瘟疫医生们穿着鸟嘴防护套装穿梭在欧洲的大街小巷。他们来去匆匆，很少与人交谈，保持着神秘的形象，既保护了自己，也防止感染他人。

匪夷所思的治疗手段

由于不清楚黑死病的致死原理和治疗办法，瘟疫医生们也只能沿用古老的放血疗法。但放血并不能治愈病人，而且由于黑死病能够通过血液和体液传播，医生在放血时没有采取任何杀菌消毒措施，反而加速了黑死病的传播。

放血起不到作用，人们又想到一些奇怪的偏方，如吃祖母绿宝石粉末治病，这最早是由意大利医学家、博洛尼亚大学教授詹蒂莱·达·福利尼奥提出的。他认为祖母绿宝石有强大的治愈力，能治愈一切疾病。不幸的是，福利尼奥本人在1348年6月也因黑死病而死，祖母绿宝石粉末被证明是无效的。

瘟疫医生还提出，黑死病是通过空气传播的，既然人在地上的空气里容易患病，那么在地下污秽的空气里肯定不会患病，于是鼓励人们去臭气熏天的下水道中居住。许多欧洲人就这样趋之若鹜地躲进下水道，以此作为避疫的场所。

这些方法当然都无法治疗黑死病。束手无策的人们陷入了空前的绝望，他们认为是由于自己的罪孽，神才会降下瘟疫，于是要求瘟疫医生手持木棍对他们进行击打，驱除罪孽……

现在看来，对于瘟疫病人来说，瘟疫医生能做的救治相当有限，除了必要的治疗，他们的工作更多的是照料病人，并为政府记录死亡的人数。后来，逐渐扩展到帮助解剖尸体。这样，瘟疫医生成为许多病人临终前忏悔和诉说遗言的对象。

直到18世纪，治疗瘟疫病人的工作才由更加专业的医生和护士来承担，但戴着鸟嘴面具的瘟疫医生形象并未因此消失，而是逐渐成为一种文化符号，出现在书籍、影视作品、游戏和节日活动中。看到这些鸟嘴面具，让人不禁想起那个恐怖的时代，永远铭记一个又一个瘟疫医生的奉献与牺牲。

（执笔：丁洁）

中世纪五花八门的抗疫手段

中世纪的欧洲，限于当时的医学水平，再加上神学思想的禁锢，人们无法认清瘟疫灾难的真正起因，更谈不上采取科学有效的防疫手段。面对疫情带来的威胁，出现了五花八门的抗疫手段。

放血疗法

当时，人们普遍接受"西方医学之父"希波克拉底提出的"体液学说"。这种学说认为，身体中的血液、黏液、黄胆汁和黑胆汁4种液体，分别对应空气、水、土和火，这4种体液在人体中有一定比例，一旦失调，就会生病；而血液是人体中最多的液体，如果生病的人将血液适当放出，就能恢复健康。于是，很长时期内，放血疗法成为治疗疫病和其他疾病的常用手段。

最初，放血术通常由教堂的僧侣完成，这甚至成了他们修炼的必修课。直到1163年，罗马教皇亚历山大三世颁布敕令，禁止僧侣从事不是其主业的放血术。人们便开始把需求的目光转向理发师，理发师顺理成章地接替了这项工作。直到今天，许多理发店门口还保留着红蓝白相间的转筒，这就是中世纪流传下来的实行放血术的标志。其中，红色条纹代表动脉，蓝色条纹代表静脉，白色条纹代表止血用的绷带。

黑死病在欧洲暴发后，人们争先恐后地进行放血治疗。病人称放血后感觉头脑清醒，身体轻松，似乎被治愈了。这其实是一种幻觉。

欧洲殖民者入侵美洲后，放血疗法被带到美洲，几乎变成了万能疗法。1794年至1797年，黄热病在美国费城大流行期间，著名医生本杰明·瑞师采用放血疗法治疗黄热病患者。当时，一位英国记者翻阅了有关死亡报告，发现被瑞师治疗过的病人死亡率明显高于其他医生，于是发表文章讽刺瑞师和他的学生们"为人口减少做出了突出贡献"。瑞师一怒之下将这位英国记者起诉到法庭。一边是费城的著名大夫，另一边是诽谤瑞师的外国人，结果显而易见——法庭宣判瑞师大夫胜诉，这相当于从法律上肯定了放血疗法的效果。

随着医学科学的发展，人们开始认识到，许多疫病是由于微生物感染引起，就将治病焦点转向如何抵御病菌，对放血疗法逐渐产生怀疑。放血疗法逐渐退出历史舞台。

香薰疗法

在瘟疫流行期间，细心的人们惊奇地发现：如果在家里或房前屋后种植一种有诱人香味的小草，一家人便可免遭瘟疫之害而安然无事。这种香草就是鼠尾草。于是，"香草的香气能驱瘟避疫"的说法迅速传播开来，以至于有人上街还随身带一束香草或装有香草的香囊，靠呼吸香气来抵御疫病；有人则涂抹用香精和油脂制成的香膏；还有人把一捆捆香草或香木堆起来焚烧，让弥漫的香气杀灭细菌，进而驱除瘟疫。民间甚至流传这样的说法："拥有鼠尾草的田园，是不会有死亡的。"

中世纪的医生更是依赖于香盒等装有香料的物件。当瘟疫出现时，由于经常接触病人，医生会戴上装有芳香草药或香料的鸟嘴式防毒面具。他们还建议探望患者的人嘴里含上一片香料，如乳香、桂皮、片姜黄、香木缘丸、丁香等。

香味植物真的能防疫吗？现代医学理论认为，它们释放出的香气，由多种挥发性化合物组成，能刺激人的呼吸中枢，促进人体吸进氧气，排出二氧化碳，调节人的神经系统，促进血液循环，使人体分泌出对身体有益的激素和体液。由此看来，香草虽不能治愈疫病，但确有一定的杀菌消毒作用。

鞭笞赎罪

面对瘟疫，有些无助的人甚至将它视为神的惩罚。《圣经》中就有类似记载，认为是人类的软弱和罪恶使魔鬼获得了入侵人类身体的机会。

在这种思想影响下，对自我肉体进行极端惩罚的鞭笞者运动开始出现。1348年，随着黑死病的肆虐，鞭笞组织的规模逐渐扩大，最著名的团体就是鞭笞者兄弟会。当时，几乎所有社会阶层包括许多市政官员和贵族都参与其中。他们相信这不仅是对耶稣受鞭打的模仿，也是通过对人的肉体惩罚来公开赎罪。

鞭笞活动大多以33天为一个周期，这个数字正是耶稣在人世间生活的年数。参与者通常赤着脚从一个城镇游行到另一个城镇，一边用带有铁钉的鞭子抽打自己，一边痛哭流涕陈述自己的罪孽，祈求神的原谅，直至身上皮开肉绽、血肉横飞。

在现代人看来，鞭笞者运动简直就是自虐行为。但在基督教统治的中世纪，每当鞭笞者开始游行，就会吸引大批居民围观，甚至造成万人空巷。人们希望鲜血飞溅到自己脸上，以沾染神的荣光，更有甚者，相信鞭笞者的血能使死者复活。

后来，鞭笞者兄弟会宣扬世界末日将要来临，人类将开启新纪元。这造成了社会的极大恐慌，也逐渐威胁到教会的统治地位。教会终于无法置身事外，1349年，罗马教皇克雷芒六世下令取缔鞭笞者兄弟会，斥责这些鞭笞者行为"充斥着迷信的徒劳"，认为他们是利用瘟疫蔓延之际人们的恐慌情绪，捏造虚伪的言辞来挑战教会的权威，教皇呼吁政府对这种公开忏悔进行直接干涉。随后，这种声势浩大的鞭笞者运动便很快消失了。

（执笔：王锦辉）

永远的丰碑亚姆村

英国中部的德比郡有一个群山环绕、风景秀丽的村庄，名叫亚姆村。村子不大，只有344人，曾经是连接英国南北的交通补给点。然而，就是这样一个名不见经传的小村庄，因为17世纪英国暴发的恐怖大瘟疫，成为人们心中永远的丰碑。

悄然降临的可怕瘟疫

1665年，英国伦敦暴发一场由老鼠引发的瘟疫，俗称黑死病，很多人死于这场突如其来的灾难之中。刚开始，患病者都是底层的平民百姓，没有能够引起政府的重视。随着疾病的扩散，一些达官贵人也感染此病，这才引起当局的高度警惕。不幸的是，此时瘟疫已经蔓延开来。在瘟疫的最高峰，每周有7000余人死亡。这是一个可怕的数字，当时伦敦的人口也不过40多万。许多人纷纷出逃避难，就连英国国王查理二世也逃到牛津郡。更为不幸的是，逃出城的人将病菌带了出去，加剧了疫情的传播。

在瘟疫由南向北的扩散中,亚姆村首当其冲。1665年夏天,一名伦敦布料商人将一件衣服样品发给亚姆村的裁缝亚历山大·汉德夫。谁也没想到,这件衣服样品寄生有感染鼠疫杆菌的跳蚤。一周后,汉德夫的助手乔治·威克斯在黑死病的折磨下痛苦离世。随后,汉德夫一家三口,以及学徒一家人,也开始发烧昏迷、皮肤溃烂,直至死亡。紧接着,医生及探望者也相继染病离世。之后,疫病蔓延全村,不少村民出现高烧症状。村民们惊慌失措,人人自危。

撤还是守的艰难抉择

由于缺乏有效的医疗预防和救治手段,一旦被传染瘟疫必死无疑,因此人们首先想到的就是尽快逃离疫区。亚姆村村民也不例外,他们决定撤到还没有疫情的英国北部地区。

这时,一个人站了出来。

他就是亚姆村的牧师威廉姆·莫泊桑。威廉姆认为自己有义务阻止疫情的扩散。作为交通枢纽的亚姆村,村民一旦外逃,无疑会把瘟疫带到更多的地方。

所以,他决定说服村民不要外逃。这几乎是一个不可能完成的任务,因为在这个时候,留在村里无疑是在等死。

任务本身就很难做到,但这还不是牧师唯一的麻烦。他到亚姆村做牧师不过一年时间。他的前任,斯坦利牧师在当地颇有声望,只是因为拒绝执行国王查理二世的一项命令而被免职。这样,作为斯坦利牧师的继任者,威廉姆牧师并不受村民的欢迎。

幸运的是,斯坦利牧师仍在村中生活。威廉姆牧师找到他,两人碰头后在村庄自我隔离的问题上达成共识，决定一起说服村民留在村庄！

两名牧师把村民集中到教堂，对村民说："如果撤离，就可能把黑死病传播到北方，为瘟疫推波助澜；如果留在村中，或许可以阻止瘟疫的蔓延。"

说服的过程是艰难的，但在最后，村民还是达成了共识：留在村庄。这样的决定是惊人的，这样做无异于自杀。

最后，牧师制定了三条规则：一、教堂礼拜要改在室外举行，以免人群互相传染；二、不允许任何离世的人埋葬在教堂墓地，因为尸体可能传染瘟疫；三、不允许任何人进入或离开亚姆村。

舍生忘死的悲壮坚守

在牧师的带领下，亚姆村村民用石头在村口建起一道高高的石墙，把通往北方的道路封锁住，将村子与外界隔绝。他们还在村口竖起牌子，告诉外人不要入内。男人们轮流站岗，防止有人进村或者离开。

亚姆村村民将自己关在家里隔离起来。而那些疑似感染的人被移送到酒窖和地下室中，只有确认未感染或痊愈之后才能离开。但是，在当时的医疗条件下，感染黑死病的存活率几乎为零。早已做了最坏打算的威廉姆牧师还让村民们提前为自己写好了墓志铭……

村民们的无私与勇敢感动了方圆百里的居民，他们约定轮流送来食物与药品。留守村民担心把瘟疫传染给这些前来救助的人，就让他们把物资放在村口围墙上，避免人与人接触。作为回报，亚姆村村民将硬币放在盛有醋和水的碗中，当时认为醋可以起到消毒作用。

尽管村民们小心翼翼，还是没能阻挡恐怖疫情在村内的传播，越来越多的亚姆村村民染上了黑死病。被感染者的尸体只能集中深埋。人们在村里为逝者竖起墓碑，十几个、二十几个，再到200多个……墓碑上那些催人泪下的文字见证了每个死者的临终遗愿。矿工莱德为了避免传染给5岁的女儿，把自己关在地窖内，去世前他给女儿写下："我亲爱的孩子，你见证了父母与村民们的伟大。"一位医生的墓碑上写着给回娘家的妻子的话："原谅我不能给你更多的爱，因为他们需要我。"而提出让村民留在村中隔离的牧师威廉姆也没能逃脱黑死病的魔爪，他的墓碑上刻着："善良需要传递下去，希望你们记住……"

在这场大瘟疫中，英国中南部有无数人死去，仅伦敦市就有约10万人死亡。但在英国北部，黑死病却没有发生。这与亚姆村人在英国中部的自我隔离、牺牲密切相关。

就在村民们自我隔离将近400天后，这场横扫英国中南部的瘟疫莫名地、奇迹般地消失了。

当然，亚姆村也为此付出了高昂的代价。亚姆村的教堂记录显示，全村一共有267个瘟疫死难者，77个幸存者中包括33个16岁以下的青少年。

10多年后，英国国王查理二世偶然听到一名女仆谈起亚姆村的事，感动得热泪盈眶。他立即昭告全国，宣布要重重奖励亚姆村村民，并特批这个村子世世代代永不缴税。亚姆村的事迹由此流传开来。

在后来无数诗人、画家的艺术作品中，亚姆村村民一直被当成是"贤者善人"的代表。这些村民的后人，也一直在遵奉祖训，不仅拒绝了国王的补偿，连几百年间的德比郡政府无数次送钱送地都不要。他们认为，做这样一件惊天动地的事并不是为了什么回报，而是出于人的善良。正如亚姆村中央空地的纪念碑上镌刻的："善良需要传递下去，后人要记住善良。"现在，亚姆村被英国北部居民当成圣地，有些新婚夫妇还会把婚礼放在这个曾经被瘟疫肆虐的地方举办。善良，永远是人性中最闪耀的光辉！向亚姆村村民致敬！

（执笔：丁洁）

黑死病与1666年的伦敦大火

黑死病，一个可怕的字眼，令人谈之色变。1665年至1666年，一场伦敦黑死病夺去了8万多人的生命，相当于当时1/5的伦敦居民在此次疫情中丧生。然而，这场瘟疫的消失有点儿蹊跷，竟然与一场大火有关。

疫情肆虐的惨象

"我的上帝啊！此刻，看得到的人少得可怜，就连那些在行走着的人也像是已经同人世告过别似的。许多人都病倒在街头，无人理睬。我遇到的每个人都对我说，某某病了，某某死了，在我的耳边总是有噩耗传来。"这是英国著名作家、海军大臣塞缪尔·佩皮斯在1665年10月16日的日记中，对这场伦敦瘟疫的描述。

由于疫情蔓延迅速，伦敦民众害怕接触感染，就将病死者的尸体草率地丢在路旁，任凭老鼠啃咬。啃咬过尸体的老鼠四处乱窜，使瘟疫变得更加肆无忌惮。

面对突如其来的疫情和恐怖的场景，英国国王查理二世及其王室成员吓得纷纷逃离伦敦，来到牛津；大部分贵族也慌忙携带家眷出逃。有些普通居民则用马车装载行李，疏散到乡间。一时间，伦敦城内有1万多所房屋被遗弃，有的房屋门窗被木板钉死，住着病人的房屋则被画上猩红色的十字标记，像支带血的箭头，显得特别刺眼。

一开始，由于不清楚这场瘟疫是由老鼠传播，伦敦政府下令扑杀所有的猫和狗，并要求在城区不停地点火生烟，焚烧辣椒、啤酒花、乳香等带有强烈气味的东西，期望烟雾能杀死病原、驱走瘟疫。

留在城中的人们想出了各种方法来驱除瘟疫：使用通便剂、催吐剂、放血疗法，或者香薰房间，或者用尿洗澡，甚至通过医生凝视患者来"捉住"魔病。当这些方法都不能奏效时，一些深受宗教思想影响的人们，便把瘟疫的原因归结为上帝对人类的惩罚，出现了基督徒集体大忏悔。然而，宗教狂热并没有把人们从瘟疫的魔爪中解救出来。

就在人们期盼和祈祷瘟疫早日结束的时候，一场大火给人们带来了新的灾难。

突如其来的大火

1666年9月1日晚上，王室面包师约翰·法里诺结束了一天紧张的工作，准备返回位于布丁巷的卧室休息，却忘了关掉烤面包的炉子——微小的火苗仍在闪烁。结果，面包炉里的火苗越烧越大，越出了炉膛，引燃了面包房。9月2日凌晨2点，从这个面包房窗口蹿出的火苗又引燃了附近客栈庭院的干草堆……

接到失火通知的伦敦市长赶到现场时，并没有意识到事态的严重性。他不屑一顾地说道："呸！一泡尿就可以将它浇灭。"

大火同样没有引起附近居民的重视。居住在布丁巷的居民纷纷跑到街上围观大火。对于他们来说，这座到处都是木结构建筑的城市发生个别火灾是司空见惯的事，不值得大惊小怪。

当时，塞缪尔·佩皮斯也在伦敦。他在日记中写道："我从床上爬起来，穿上睡衣，走到窗前观看，以为失火地点在最远处的马克基的后面，而后又上床蒙头大睡。"

面对无情的烈火，灭火人员最初仅凭水桶和手压水泵灭火，这显然是杯水车薪，收效甚微。2日下午，大火烧到泰晤士河畔，装满木材、油料、白兰地酒和煤炭的仓库像炸弹一样，一个接一个地爆炸。熊熊的火势逐渐向西蔓延，侵入伦敦富人住宅区。最终酿成了一场极为惨重的特大火灾！

受灾最严重的要数圣保罗大教堂。被大火烧炸的巨大石块如同手榴弹一般抛向四面八方，继续引燃周围的建筑物。教堂的房顶被烈火熔化，熔化的铅流到路面上……

国王查理二世开始认识到势态的严峻性，赶忙命令弟弟约克公爵取代伦敦市长负责灭火工作。约克果断地下令用炸药炸毁房屋，开辟出一条隔火带，以阻断火势的蔓延。到9月5日夜晚，随着大风渐渐停歇，火势终于得到控制。

经过这场大火，整个伦敦80%的地区变为废墟，共有1.3万余间住房、87座教堂被烧毁，市政厅、皇家证券交易所、海关大楼、约盖特监狱和众多图书馆、医院化为灰烬。

悄然消失的黑死病

奇怪的是，这场毁灭性的大火之后，一年多以来困扰伦敦城的黑死病悄然消失了。对于消失的原因，人们莫衷一是。不少人认为，除了季节变换、环境卫生改善等因素外，伦敦的这场大火发挥了不小的作用。火灾中大量的老鼠被烧死，病毒的传播途径被阻断，从而在源头上控制了瘟疫的传播。

瘟疫消失后的第二年，英国议会便通过《伦敦重建法案》，要求新建房屋一律使用石头和砖瓦为建筑材料，不再使用木材；严格规范建筑标准，规定街道宽度和民宅高度。一个新的伦敦城慢慢矗立起来。

（执笔：王锦辉）

"死神"笼罩下的费城

2015年11月6日，联合国教科文组织在秘鲁古城阿雷基帕举行大会，授予费城"世界遗产城市"的桂冠，费城成为美国第一座获此殊荣的城市。这个只有300多年历史的城市，是独立战争的重要见证者，是美利坚合众国的诞生地。美国建国之初，它还是临时首都、经济文化中心。然而就在那个时期，这座充满活力的城市，却因一场瘟疫险遭废弃。

黄热病的悄然降临

费城，始建于1681年，位于美国大西洋沿岸宾夕法尼亚州东南部。从地图上看，费城虽嵌于内陆，但它位于特拉华河入海处，远洋货船沿河道航行可直接抵达。到18世纪90年代，费城逐渐成为大西洋沿岸重要的商业和移民中心，几乎所有的美国人都感受得到这座城市的富裕、自由与活力。

繁荣的背后不乏隐患。在众多国际贸易航线中，费城与加勒比地区的贸易往来尤为频繁。当时加勒比地区的圣多明各被认为是世界上最富庶的殖民地。1791年，圣多明各爆发奴隶反抗殖民者的革命运动，仅仅几天时间，就烧毁1000多个种植园，杀死2000多名法国殖民者。法国殖民者全力镇压。此时，一种叫黄热病的瘟疫开始频频"眷顾"白人殖民者。染病者高烧不退，头痛难忍，面颈潮红，结膜充血，皮肤和眼珠变为黄色，后期鼻血不止，直至昏迷、呕血、休克、死亡，让人不寒而栗。

由于死亡人数越来越多，法国殖民者难以应对，只能仓皇出逃。

1793年春，载有2000多名法国殖民者及奴隶的商船，陆续逃离血腥狼藉的圣多明各，驶向当时美国的首都——费城。这些逃出的法国殖民者尽管得到美国商业同盟者的慷慨救助，但仍显得惊魂未定。他们在向美国人讲述圣多明各动荡混乱的同时，也描绘了当地瘟疫让法国军人丧失战斗力、大批死亡的可怕场景。费城市民轻松地听着法国难民所讲述的"逃难故事"，并未意识到危险已悄然临近。

8月，疫情首先出现在费城特拉华河沿岸的贫民社区，然后迅速蔓延至全城。8月末，费城因患黄热病死亡的人数达到325人，此后每日病亡人数持续居高不下。随着死亡人数不断攀升，政府不得不要求教堂停止为亡者敲响丧钟，以免引起市民更大的恐慌。

束手无策的选择

当时的费城是美国的医学中心，无论是富兰克林创办的美国第一所医院——宾夕法尼亚医院，还是享有盛誉的内科医院都汇集在这座城市。面对来势汹汹的黄热病，医生们却毫无办法，因为他们根本没有见过这种病。

一部分医生认为，既然疾病是由船只从海外带来的，那么就应该延长船只的检疫期，禁止疫区来的船只靠岸。另一部分医生认为，黄热病是由瘴气引发的，应该清理街道，待在通风的房间、抽烟、嚼蒜等。

无论是对疾病的原因、传播途径还是应采取的紧急措施，费城医学界都没有权威的解释，更没有有效的对策。

1793年9月，疫情进一步蔓延。尽管市政府在港口派驻了负责卫生防疫的官员进行检疫和管理，并有医生专门对患病的水手和旅客展开救治，但由于缺乏资金和有效治疗手段，港口的公共卫生防疫基本形同虚设。疫情暴发一个月后依然有来自其他疫区的船只在码头靠岸。9月6日，宾夕法尼亚州议会立法，授予州长米夫林紧急处置权，而这位州长在获得权力后所做的第一件事便是关闭州议会，让政府官员逃离费城。10日，联邦政府宣布关闭，总统华盛顿离开费城。到了9月底，联邦政府、州政府和市政府的大部分官员逃离费城。据估算，从8月底到11月，先后有1.7万多人从费城逃离，留下的大部分是穷人。

由于政府管理的缺失，城市秩序很快陷入混乱状态。不少盗贼闯入逃亡市民的住宅，肆意盗取财物；垂死的病人被家人抛弃在街头；父母染病双亡后遗留的大量孤儿流落街头……昔日繁华的费城，变得一片肃杀凋敝。

觉醒后的复兴

1793年11月初，随着天气转冷，肆虐费城3个多月的黄热病疫情终于退去。这场灾难给费城，甚至整个美国带来巨大的影响，但也由此成为费城复兴的开端。

黄热病疫情结束后，医学界对这种疾病是由市内不良卫生环境所致，还是由外国移民传入仍然存在争议。费城开始将检疫和改善环境卫生作为开展公共卫生建设的重中之重。1794年，费城在全美城市中率先成立专门负责城市卫生事务的卫生局，专司检疫事务，并承担将患病穷人运送至医院的任务。此后，卫生局的权力逐步扩大，1797年开始全面承担城市检疫、环境卫生以及医院机构的管理工作，并对此前困扰市民多年的水源污染、动物横尸街头、皮革工厂烟雾弥漫等环境卫生问题展开治理。卫生局不但规定城市每周清扫两次垃圾，还将费城5个早已堆满垃圾的场地改造成供市民休闲的绿地公园。费城还聘请杰出的工程师本杰明·拉特罗布设计并建造了全美第一个城市公共供水系统。这个供水系统采用当时最为先进的蒸汽动力为市民提供清洁的水源。随着城市供水系统的进一步完善，斯古吉尔河河水源源不断地被输送到城市各个社区，极大地改善了市民生活用水的质量。

瘟疫后的费城逐步走上了复兴与发展之路，它用无限的生机与活力重新展示着无与伦比的魅力。

（执笔：丁洁）

黄热病与海地独立

人类历史上，曾暴发过多次大规模的传染病，至于局部地区的小规模传染病更是数不胜数。这些大大小小的传染病，给人类带来深重的灾难，夺去无数人的生命，甚至毁灭一个国度、一段文明。然而，历史有时又有点儿狡黠的诡异。一种名为"黄热病"的急性传染病，却为海地的独立立下了"汗马功劳"。

非洲蚊子带来黄热病

海地，独立之前叫圣多明各，位于加勒比海北部伊斯帕尼奥拉岛的西北部。1492年12月5日，哥伦布从此地登陆。为了争夺圣多明各这个富庶的地方，西班牙殖民者大肆杀戮原住民印第安人。更不幸的是，他们带来的可怕天花，让缺乏免疫力的印第安人濒于灭绝。因为缺乏劳动力，伊斯帕尼奥拉岛西部的种植园和牧场纷纷被西班牙地主抛弃，逐渐成为荒芜的无人区，只有一些海盗在这里建立据点。

后来，英法等欧洲殖民者纷纷赶到伊斯帕尼奥拉岛西部，建立殖民地。为了发展种植园经济，攫取更多的财富，他们从西非贩运大量黑奴到种植园中劳作。从1783年到1791年，仅圣多明各贩运黑奴的数量就达50万人，占到西半球黑奴贩运总量的1/3，是当地白人数量的十几倍。

随着满载黑奴的航船而来的，还有一种携带黄热病毒的蚊子。黄热病起源于非洲，通过蚊子叮咬来传播。许多黑人从小对黄热病毒就有了免疫力，而没有免疫力的人一旦被携带黄热病毒的非洲蚊子叮咬，很快就会患病。一开始，在加勒比海地区生活的白种人死伤无数，但幸存者也逐渐有了免疫力。而黑奴船带来的非洲蚊子就这样在暖和潮湿的加勒比海地区繁衍……

英军败走"绿色坟墓"

1789年，圣多明各成为世界第一大产糖区和第一大咖啡豆产区，是美洲最富庶的殖民地之一，被称为"加勒比明珠"。生活在这里的白人，过着高人一等的生活。广大的黑奴却从事着高强度的劳作，饱受白人种植园主的虐待。许多黑奴不堪忍受，纷纷反抗。1791年8月22日，圣多明各北方平原的20万黑人奴隶击鼓为号，举行起义，声势浩大。起义军将那些平时虐待他们的种植园主处死，并把种植园付之一炬，随后向沿海港口城市进军。1793年6月，黑人起义军攻陷圣多明各首府法兰西角，并洗劫了这个城市，法国殖民者仓皇出逃。

圣多明各声势浩大的黑人起义，引起英国殖民地当局的严重恐慌，他们随即派遣一支6000人的远征军前去镇压。英国军队训练有素、装备先进，很快打败了起义军，占领了法兰西角。黑人起义军首领杜桑·卢韦杜尔审时度势，放弃在平原、城市与英军作战，退回山区和森林中打游击，以拖待变，等待时机。

得意扬扬的英国军队认为胜券在握，殊不知一场灭顶之灾正向他们袭来——这就是黄热病。当时是6月，正值圣多明各的雨季，阴雨连绵，给蚊子滋生创造了极为有利的条件。

占领法兰西角不久，许多英国士兵就被当地的蚊子叮咬，染上了黄热病，一病不起。英军军医用了很多方法治疗这种热带疾病，如泡冷水浴，放血，服食水银、砒霜等，但都无济于事。到1794年底，英军死亡2000人，减员1/3。

1795年4月，一支英军前来增援，但到了7月，染病死亡人数接近一半。随后又有两支英军前来增援，染病死亡人数依然高居不下，每个月都有600多人死亡。

从1793年到1798年，英国派到圣多明各的总兵力约为2.02万，死亡人数竟高达1.27万，其中95%死于黄热病。英军被黄热病折磨得奄奄一息，战斗力锐减，再加上起义军不停地偷袭骚扰，英军终于决定放弃这个被他们称为"绿色坟墓"的圣多明各。

1798年10月，英军灰溜溜地全部撤走了。杜桑·卢韦杜尔趁机率军西征，击败了西班牙人，占领了整个伊斯帕尼奥拉岛。全岛宣告统一后，杜桑正式召开制宪会议，以美国《独立宣言》为模板制定宪法，自任终身总统。伊斯帕尼奥拉岛开始在杜桑·卢韦杜尔的领导下建设自己的家园。

法国入侵者落荒而逃

好景不长，法国殖民者再次派兵来袭，企图重新占据圣多明各。

当时法国第一执政官拿破仑野心勃勃，想在美洲建立北起加拿大，中为路易斯安那州，南到加勒比海的庞大新大陆殖民帝国。圣多明各物产丰富，每年会给法国带来巨额收入，这对于不停发动战争的拿破仑来说无异于一个"提款机"。他绝对不能容忍这个钱袋子就这样失去。

1802年1月，拿破仑派妹夫查尔斯·勒克莱尔率领54艘战舰、3万名士兵登陆圣多明各，妄图恢复殖民统治。

杜桑·卢韦杜尔望着从海上逼近的法国战舰，微微一笑，下令把沿海的港口付之一炬，然后率军撤退到山区和森林之中。

法军抵达圣多明各后，既受到热带地区的疫病困扰，又缺少食物，甚至水源都被下了毒，很快就陷入绝境。与此同时，起义军还不时骚扰偷袭，令法军苦不堪言。

法军进退失据，无奈的勒克莱尔想出一个毒招。他写信给杜桑，声称要举行谈判。杜桑轻信了勒克莱尔的谎言，不料一到法军军营立即被捕，并被押往巴黎，不久病死。群龙无首的起义军开始连连受挫。

就在法国殖民者欢呼雀跃之际，一场杀伤力巨大的黄热病降临了。法军和其他欧洲殖民者一样，从未接触过黄热病，对其完全没有免疫力，死亡率高得惊人。

同年秋，拿破仑又派1万法军前来增援，但依然没能逃脱黄热病的魔爪。

就这样，曾经如狼似虎的4万名法军，有2.4万人死亡，8000人病倒，只有8000人尚能战斗。就连法军统帅勒克莱尔也死于黄热病。

1803年11月，被黄热病折磨得焦头烂额的法军被迫撤退。而此时的欧洲大陆，拿破仑率领法军战无不胜，打得整个欧洲魂飞胆丧，却对一个小小的加勒比岛无可奈何。

11月29日，圣多明各正式通过《独立宣言》。1804年1月1日，圣多明各宣告独立，并将独立后的国名改为"海地"，沿用至今。海地共和国成为世界上第一个独立的黑人共和国，也成为加勒比海甚至拉美大陆最先获得独立的国家。从某种意义上说，如果没有黄热病，可能也就没有今天的海地了。

（执笔：丁洁）

牛痘接种法的发明者琴纳

1980年5月8日，第三届世界卫生组织大会庄严宣布：危害人类长达数千年之久的头号瘟神——天花已经从地球上彻底根除了！对此，英国医生琴纳功不可没。琴纳，1749年出生于英国格洛斯特郡伯克利牧区的一个普通家庭，后来以研究及推广牛痘疫苗、防治天花闻名世界，被称为"免疫学之父"。"他以毕生的智慧为半数以上的人类带来了生命和健康。让所有被拯救的儿童都来歌颂他的伟业，将其英名永记心中……"这是琴纳的墓志铭，更是全人类对他的高度评价。

从"人痘法"到"牛痘法"的设想

天花是痘病的一种，是由天花病毒感染人类引起的一种烈性传染病。在中外历史上，天花疫情时有发生，死于天花的人数不胜数。美国的第一位总统华盛顿小时候就得过天花，因此留下满脸麻子。法国国王路易十五和中国清朝皇帝顺治也是死于天花。针对天花，过去是没有特效药的。

在人类与天花的漫长斗争中，人们渐渐总结出一些办法，比如从天花患者身上取出脓浆接种到健康人体的"人痘法"。当时，种人痘的手术非常复杂，接种者需要被频繁放血，每天只能吃两片面包，却要被反复催吐、导泻，还要喝一种味道古怪的药汤，目的是"甜化"血液。几个星期之后，病人虚弱得走路打晃，才能真正开始接种。整个过程要持续6个多星期。琴纳7岁时也接受了这样的人痘接种。有了切肤之痛的琴纳，发誓要找到一种新的治疗天花的办法。

13岁那年，琴纳成为外科医生卢德洛的学徒，历时7年，成为一名称职的外科医生助手。学成后，琴纳从伦敦返回家乡做了一名乡村医生，进行人痘接种成为他的日常工作之一。

由于传统的人痘法并不安全，轻则留疤，重则致死。琴纳反复思索，有没有更有效、更安全的办法呢？

偶然之中，琴纳发现挤奶女工和马夫在天花猖獗期间竟然安然无恙。经过进一步调查，他发现，一些病牛乳房上长的一块块被叫作牛痘的红肿脓疮和天花病人身上的脓疮十分相似。挤奶女工最初也会被感染而起小脓包，但很快就痊愈了，更奇怪的是，女工以后再也不会患上天花。在人痘接种过程中，琴纳还发现，感染过牛痘的人，接种人痘时往往没有不良反应，即使有，也很轻微。

于是，琴纳做了一个大胆的猜想，认为人痘接种的原理，可能是因为人痘带有的毒性，以某种我们不能理解的方式，在人体内激发出对天花的抵抗力。那么，牛痘很可能也具有同样的毒性，但经过牛的身体再感染人类，毒性就削弱了，所以不会导致天花大发作。

如果真是这样，感染牛痘跟接种人痘可以达到同样的效果，都能让人对天花产生抵抗力。可是，感染牛痘的症状要轻微得多、安全得多——从来没有人因为感染牛痘而死去。那么，是不是可以用牛痘代替人痘？或者说，接种的时候可不可以用牛痘疱浆替代人痘疱浆？

科学实验论证牛痘效果

琴纳开始动手做实验。他的第一批实验，是找了20例牛痘自然感染者，并以未患天花也无牛痘感染史者为对照组，均施以人痘接种。结果发现，对照组中的一些人出现了严重反应，高烧、昏厥，有的甚至染上接种性天花。而实验组中有18例对人痘具有免疫力，其中有些人即使与急性重症天花病人密切接触也不会被感染。

一贯谨慎的琴纳没有轻易下结论，继续坚持不懈地进行深入研究。经过十几年的反复观察和实验，1796年5月14日，琴纳终于大胆跨出了关键性的一步。

这天，他怀着激动而期待的心情，将挤奶女工尼尔姆斯手臂上感染14天后的牛痘疱疮液挤出一点儿，把它"种"在8岁健康男孩菲浦斯臂上用针划出的约2厘米长的浅痕上。从第四天起，浅痕上出现丘疹、水疱、脓包、结痂和脱痂等一系列典型的初发症状，历时半个月，男孩仅有轻度不适。为了验证效果，7月19日再次给这个男孩接种人痘，未出现任何天花症状。

琴纳关于牛痘代替人痘的设想被证实了。按捺不住兴奋的琴纳继续进行新的实验。后来他尝试用牛痘接种者的痘痂来接种，同样取得了不错的效果。

不惧非议坚持真理

这种通过接种牛痘来获得对天花免疫的方法，在当时并没有得到普遍认可。再加上琴纳是个乡村医生，一没名气，二没地位，接种牛痘的方法遭到医学界和教会的联合攻击。教会指责牛痘接种是"亵渎造物主的形象"，说琴纳是"魔鬼的化身"，应该下地狱。当时的医学权威人士也声称，接种牛痘是彻头彻尾的骗局，当地医学会甚至要取消琴纳的会员资格。反对琴纳的医生们甚至不惜收买流氓无赖骚扰他的住所，并且印发传单败坏他的声誉。

琴纳并未因此停止推广接种牛痘。1797年4月，为使社会各界接受他的种痘法，琴纳写下《牛痘的成因与作用的研究》一文寄给英国皇家学会。皇家学会的专家根本不相信一名乡村医生能攻克天花，会长约瑟夫·班克斯更是直接质疑琴纳的科研水平。

辛辣的嘲讽和无情的打击，并没有使琴纳气馁和退缩。他自费印了几百份相关材料，介绍种痘原理，同时决定用事实来证明接种牛痘预防天花的有效性。1798年，琴纳摸索出一整套切实可行的种痘措施，完成23名接种牛痘者的详细分析报告，案例中既有成人也有孩子。他用无可争辩的事实向世人再次证明：接种牛痘是一种安全且有效的方法。

消息传开，愿意接种牛痘的人渐渐多了起来。琴纳还到全国各地宣讲种牛痘防天花的好处。1799年，琴纳陆续发表一系列关于接种牛痘的研究论文。一些开明的医生开始尝试给人们接种牛痘，结果效果良好。牛痘接种法逐渐在英国流行起来，一切怀疑与反对都被事实粉碎了。

琴纳的研究成果很快被译成德、法、荷、意和拉丁文在世界各国推广。随着琴纳牛痘接种法的普及，天花发病和死亡人数大大下降。各国政府终于承认这一创新的重大价值，法、德、英等各国接连授予琴纳极高的荣誉。拿破仑称琴纳是"人类的救星"；德国人把琴纳的生日（5月17日）作为盛大的节日来庆祝；英国议会先后授予琴纳1万和3万英镑巨额奖金，并在伦敦建立皇家琴纳学会，专门研究天花，琴纳为首任主席。

自1966年以来，世界卫生组织制定了行之有效的流行病学策略，推广牛痘接种法，展开了根除天花的全球性大行动。1977年10月，在非洲索马里发现的一名天花患者，成为人类传染病史上最后一个自然发生的天花病例。

（执笔：丁洁）

令拿破仑蒙羞的"斑疹伤寒将军"

1812年，法兰西第一帝国皇帝拿破仑率领约60万大军进攻俄罗斯帝国，不料在拥有绝对优势兵力的情况下却一败涂地，几乎全军覆灭。不少后人对此感到困惑：虽然东欧天气严寒、拿破仑指挥失误对法军不利，但这些因素都不足以导致法军如此惨败，还有什么原因导致这场战争中法俄两国军力的天平发生了倾斜呢？

集体墓穴中的线索

20世纪70年代，英国医学史学家弗雷德里克·F.卡特赖特和史学家迈克尔·比迪斯提出，拿破仑兵败俄罗斯帝国，有部分原因是因为法军感染上了致命的斑疹伤寒疫病。

这个结论被后来的考古发现和科学研究所证实。2001年，在立陶宛首都维尔纽斯，一群建筑工人挖掘铺设电话线的壕沟时，突然，挖掘机碰到了一堆白色的物体。司机跳下车来，看到了数不清的人类骸骨。经考古学家们考证，这是一处集体墓葬，尸体堆放在3处呈V形的战壕里，从中还出土了刻着法国军队番号的皮带扣和19世纪初通用的20法郎面值硬币。

法国马赛地中海大学的戴蒂尔·拉奥特教授专门对这些骸骨做了病理分析。他指出，集体墓穴中，有29%的牙齿样本呈现被传染病感染的痕迹，并从中提取出了斑疹伤寒病毒的DNA。

考古学家和医学家们由此推定，这些骸骨是拿破仑麾下法国士兵的遗骨，死亡原因很可能与斑疹伤寒流行有关。

噩梦从进入波兰开始

这一切要从拿破仑东征说起。1799年，拿破仑发动"雾月政变"，成为法兰西第一共和国的实际独裁者。1804年，他将第一共和国改为第一帝国，自称拿破仑一世。随后10年间，拿破仑凭借杰出的军事才能，率领部队连续5次击败反法联盟，迫使西班牙、葡萄牙、荷兰、意大利等国俯首称臣。唯独沙皇亚历山大一世统治下的俄罗斯帝国敢于对抗，拿破仑决定武力征讨。

1812年6月，拿破仑率领约60万大军，浩浩荡荡地从普鲁士向东进发。对于这次远征涉及的部队补给、战时医院等所有因素，他几乎都考虑到了，并要求补给部队走在主力前面，确保军粮及时供应。刚开始，一切按计划进行，部队畅行无阻。

进攻俄罗斯帝国，波兰是必经之地。可就在拿破仑部队进入波兰后，形势开始急转直下。当时，波兰的卫生环境极差，村民的头发里满是虱子和跳蚤，村舍被蟑螂充斥。更糟糕的是，那年东欧一带出现了异于常年的炎热和干燥天气，各种寄生虫繁殖加速，许多水源遭到污染。波兰的路况也很差，晴天尘土飞扬，雨后泥泞难行，致使补给部队行进缓慢，前线补给陷入困境。

路况差、补给困难，士兵掉队现象十分严重。掉队的士兵如同无人管束的劫匪，肆意抢劫当地人的粮食和牲畜。随着大军逐渐接近俄罗斯帝国边境，痢疾、腹泻和肠热病等肠道疾病开始在士兵中频频发作，数万匹军马也接二连三地倒毙。虽然新的战地医院不断建立，还是跟不上病患的暴发式增长。

瘟疫比大炮更恐怖

法军跨过涅曼河大约一周，灾难性的一幕出现了。不少人开始发高烧、出红疹，重病者脸色逐渐变蓝，不久便死去。现在看来，他们感染了可怕的斑疹伤寒！在医疗卫生条件落后的19世纪，斑疹伤寒在波兰和俄罗斯帝国属于常见传染病，主要通过虱子叮咬和排泄物传播。

战争期间，被汗水浸透的军装往往要连续穿好几周。由于卫生条件差，士兵身上长了很多虱子。为防止俄军夜袭，法国士兵不得不和衣而睡，结果更容易遭到虱子的侵扰。一位亲历者描述了士兵被虱子折磨的场面："勃艮第到芦苇垫子上睡觉，很快被虱子的动静弄醒……于是，他脱掉衬衫和裤子并扔到火中……许多同伴被咬伤，继而病倒、死去……"一旦皮肤被虱子叮咬和被虱粪污染，瘟疫就在士兵间传播开来。巴伦·拉雷是一名随军医生，他在日记中写道：尽管当时法军的医疗水平堪称一流，却也无法有效阻止这种传染病的蔓延，没有谁能料到传染病的规模。

在1812年7月的奥斯特罗纳战役中，法军有约8万人病死或因病不能执勤，许多失去行动能力的重病号进一步拖累了后勤部队。几名将领向拿破仑表达了担忧之情，称疫病令部队士气大减，军心涣散，加上补给不及时，与俄军的决战胜算不大。起初，拿破仑曾同意撤军，但后来还是坚持原有计划。

8月17日，法军攻陷俄罗斯帝国西部边境的斯摩棱斯克，很快又攻下瓦卢蒂诺。由于俄军且战且退，法军不得不兵分几路，各自孤军深入。到8月25日，法军主力部队只剩16万人。又过了两周，锐减至10.3万人。出现如此惊人的减员速度，瘟疫是重要的原因。

9月14日，法军在付出惨重代价后，进入俄军主动放弃的莫斯科城。这次胜利并不值得庆祝——城市被俄军放火烧毁，没有粮食，更谈不上其他给养，精疲力竭的法军很难继续行进。进入10月，天气急剧转冷，食物和衣物严重缺乏。此时，拿破仑又得知部队补给基本被消耗殆尽，法军的士气极度低落。紧接着，波旁王朝余党在法国图谋发动政变的流言传来，于是，拿破仑不得不率领疲弱不堪的法军开始撤退。

12月24日，当最后一批法国部队狼狈地撤到德国时，拿破仑的60万大军只剩下约4000人，其中大部分人染病。至此，拿破仑征服俄罗斯帝国的梦想彻底破灭了。后人将这场令拿破仑蒙羞的瘟疫称为"斑疹伤寒将军"。

（执笔：王锦辉）

患肺结核的"钢琴诗人"肖邦

1849年10月17日，巴黎旺多姆广场附近的一所公寓内，弗里德里克·肖邦感到肺部痛苦异常，短短几个小时后，便溘然长逝。肖邦是欧洲19世纪浪漫主义音乐的代表人物，也是人类音乐史上最具影响力和最受欢迎的钢琴作曲家之一，被称为"钢琴诗人"。导致他39岁英年早逝的，是一种在整个欧洲持续200年之久的致命传染病——肺结核。

不幸确诊

肖邦1810年出生于波兰，6岁开始学钢琴，8岁登台演出，从此成为波兰贵族沙龙中的常客。

肖邦有一个姐姐、两个妹妹。姐姐和大妹妹的身体都很健康，但肖邦和小妹妹爱米尔卡不时患黏膜炎、支气管炎，偶尔感冒、咳嗽。这些并没有影响肖邦的艺术创作，他的名气越来越大，家中洋溢着安宁的气氛，憧憬着更加美好的生活。

不幸的是，小妹妹的病情越来越重，咳嗽越来越剧烈，最后被确诊为肺结核。肖邦在给朋友的信中这样描述妹妹的病状："她躺在床上已经整整四个星期了，总是咳嗽而且开始咳出血来。这段时间她吃得很少，已经瘦到让你认不出来。"

1827年，妹妹爱米尔卡因肺结核去世，全家沉浸在悲痛之中。此时，唯一值得欣慰的是，肖邦的音乐才能越来越得到大众的认可，给这个不幸的家庭增添了少许慰藉。

1829年的一天，肖邦像往常一样，沉浸在钢琴演奏的旋律中。突然一阵剧烈的咳嗽，打断了他优美的琴声。忧心忡忡的父亲很是不安：小女儿已经死于肺结核，这种悲剧不能继续上演了。他焦急地找来医生，经过诊断，医生初步判定只是简单的感冒咳嗽，不是肺结核。父亲大大松了一口气。

之后，肖邦开始在欧洲巡演，举行了多场音乐会。

然而，肺结核这个"魔鬼"似乎不想让肖邦一家人遗忘。1836年，肖邦咳嗽得更厉害了，还伴有血痰、发烧，最终被医生确诊为肺结核。对于肺结核，当时并没有什么有效的药物。医生只是建议多呼吸新鲜空气、好好休息。

得知病情后，肖邦没有消沉，而是更加热爱生活，热爱音乐。他曾感慨地说："我离棺材比婚床要近，我的灵魂是平静的，既然如此，我只有顺从。"肖邦更加用心地去演奏、教学、作曲。这一时期，他完成了著名的《葬礼进行曲》等创作，很快成为享誉欧洲的作曲家、演奏家。

在抗争中创作

1838年夏天，肖邦被小说家乔治·桑的魅力所征服，两人成为情侣。为了健康着想，11月，他们一同到西班牙巴利阿里群岛的一个小岛上去度假，希望温和的气候和新鲜的空气能有助于肖邦的康复。

巴利阿里群岛风光旖旎，肖邦经常在户外呼吸清新的空气。一个大风天，由于他在户外逗留的时间过长，长期困扰着他的肺结核病情恶化了。肖邦开始剧烈地咳嗽，还伴着发烧，浑身出冷汗。乔治·桑连续请了3名医师前来诊治，他们都说肖邦没有希望了。医师还告诉当地人，肖邦的病是会传染的。房东得知此事后非常惶恐，强迫他们搬家，并烧掉了整个床铺。他们只好到小岛10公里外已经废弃的瓦尔德摩萨修道院栖身。在那里，肖邦完成了《前奏曲》的创作，并开始写作《升c小调谐谑曲》和《小调波洛涅兹》。

但是肖邦的身体再也不能承受这种艰苦的居住条件了。等肖邦的身体稍有起色，他们便准备乘船返回西班牙大陆。

返程极不顺利。当地人都知道肖邦所患的肺结核具有传染性，因此没有人愿意送他们去港口，也没有人愿意让他们上船。1839年2月13日，肖邦和乔治·桑不得以搭上一条运猪船，一路忍受着刺鼻的恶臭来到巴塞罗那，后来又乘船前往法国马赛，在那逗留到5月底。

这年夏天，肖邦和乔治·桑到达诺罕。诺罕是法国一个不大的乡村，坐落在树木稀疏、风景优美的平原上。在这里，肖邦似乎从肺结核病中缓过来一些，度过了一段平静的生活。他似乎暂时忘记了疾病的存在，又开始不眠不休地创作。

当有人劝说他保重身体，不要因为夜间创作而操劳过度时，他大多只是保持缄默，最多耸耸肩了事。后来，几个朋友轮番劝他，让他休息，肖邦无奈地说：我没有时间了，我必须抓紧时间。

不想浪费一点时间的肖邦，相继完成了世界名曲《降b小调奏鸣曲》《G大调夜曲》《升F大调即兴曲》。这一时期的创作，无论是内容的深刻性还是艺术的独创性，都是最突出的。音乐似乎让肖邦忘记了疾病的痛苦。

终了的旋律

1846年，肖邦回到巴黎。尽管身体每况愈下，他仍旧坚持教学和创作，活跃在巴黎的沙龙圈子。1848年，肖邦决定举行一场音乐会，时间定在2月16日。

演出前，肖邦是被人用轿子抬进音乐厅的。看见他衰弱的样子，人们很难想象，这个人能否经受住哪怕是演奏一个长一点的作品的劳累，更不消说举行整个音乐会了。

但那个晚上，肖邦的演奏扣人心弦，犹如自己风华正茂时一样。在他为听众演奏的乐曲里，甚至找不出一点病痛的影子。

当弹奏音乐会的压轴曲——《船歌》时，演出大厅里掀起一阵又一阵高涨而激动的热潮。肖邦奏完最后一个和弦后，出现了长达十几秒钟紧张而令人难堪的静穆，所有的观众都把眼光集中到那个个子瘦小、弯着腰背的人身上。他把手指从琴键上移开来，擦擦额上渗出的汗珠。人们简直不能相信，刚才演奏音乐的天才作曲家和演奏家就是这样一副奄奄一息的病弱之躯。

肖邦踌躇地微笑一下，慢慢地从钢琴旁边站起身，观众席上爆发出雷鸣般的掌声。肖邦像醉汉一样摇摇晃晃地走下舞台，他只觉得眼前有一块块、一片片黑色的东西在跳动。肖邦倒下了。惊愕的众人赶紧把他抬回家。

这次音乐会取得了极大的成功，但对肖邦已经极为虚弱的身体来说，无疑又是一次巨大的冲击。8月，他的病情已经十分严重，连穿衣服都会觉得喘不过气，上楼梯则需要仆人抱上去，没过多久就完全卧床了。1849年10月17日，一代"钢琴诗人"肖邦在一连串痛苦的咳嗽声中离开了人世，身后回响的是他终生挚爱、经久不衰的乐曲。

（执笔：丁洁）

约翰·斯诺绘制"死亡地图"

1854年，一场霍乱在伦敦暴发，惊慌失措的人们纷纷逃离家园。然而，有一位医生却深入疫区，全力统计并研究死亡病例信息，最终靠一张"死亡地图"解开了伦敦城的霍乱之谜，他就是约翰·斯诺。

约翰·斯诺的疑问

19世纪，英国正值工业革命时期。大量人口涌入城市，聚集了200多万人的伦敦成为当时世界上最大的城市之一。但是，这个飞速发展的大城市市政设施却非常落后，道路脏乱，马车飞驰，污水四溅，蚊虫飞舞，到处臭气熏天……

当时，伦敦城时常笼罩在霍乱暴发的阴影之下。市民谈"霍"色变，避之唯恐不及。从医学界到普通民众，大都把引发霍乱的原因归结为不洁净的空气。

随着伦敦城的不断扩张，人工处理粪便的费用越来越高，不少市民为了节省费用，就将污秽之物直接倒入泰晤士河。曾经清澈的河水很快便成了粪水涌动的"屎河"。

面对这种情况，身为医生的斯诺开始了新的思考。斯诺1813年出生于英格兰北部的约克郡，后来成为一名全科医生，作为皇家医学会的会员，在治疗呼吸疾病方面颇有名气。经过调查研究，他编写出版了《论霍乱的传播模式》一书，该书认为，霍乱应该是由于人们食用不洁食物或者饮用不干净的水所引发，如果是通过空气传播，那么发病部位应该是肺而不是肠道。但是，改变人们的观念并不容易，几乎没有人相信他。

可疑的布劳德大街水井

1854年8月28日，伦敦苏豪区布劳德大街（今劳维克大街）有一个几个月大的婴儿开始呕吐、腹泻，母亲趁孩子好不容易睡着时，赶忙把带有排泄物的衣服洗了，将脏水倒进距离水井不足一米远的污水坑里。令人没想到的是，一场可怕的传染病序幕由此拉开了。

到了9月3日，不过几天的时间，奇怪的寂静笼罩着布劳德大街。对于接下来发生的情形，美国学者斯蒂芬·约翰逊在他的《死亡地图》中这样描述："往日喧闹的街边小贩不见了踪影，这里大多数的居民不是逃走了，就是染上了霍乱，等在家里忍受着霍乱的折磨。在过去的24小时之内，街区就死了70位居民，还有数百人生命垂危。"

出身贫苦的斯诺医生一直关注着这次霍乱疫情。就在人们纷纷逃离霍乱肆虐的布劳德大街时，他来了。

斯诺专门到伦敦死亡登记中心，要来了霍乱死亡者的详细地址。他还挨家挨户详细询问患者的病情和出行情况。晚上回到家，他将所有的死亡病例详细地标注在一张伦敦地图上，用短横线代表死亡病例的数量。看着地图，他突然有了一个新的发现：霍乱死亡者正是围绕着布劳德大街一口水井分布和扩散的。通过进一步深入调查，他得知苏豪地区的患者都饮用过这口水井的水。

接下来的发现更加印证了斯诺的判断。比如，有几户居住在水井旁的人家并没有染上霍乱，他们拥有自己的水井，没有饮用布劳德大街水井里的水；另外一些人则在同一家酒馆打工，由于酒馆在炎热的夏天为他们提供免费啤酒，他们也没有饮用这口井中的水。

奇怪的是，有一位患病死亡的妇女，她的居住地距离布劳德大街相隔甚远。她又是怎么染病的呢？原来，这位妇女以前住在布劳德大街，特别喜欢喝那口井的水，每天特意差人将井水运到家里。结果，她和女儿喝水后，相继染病而死。

经过一系列缜密的调查，斯诺确定引起当地霍乱的罪魁祸首就是布劳德大街那口水井。事实上，正是那个被倒入婴儿排泄物的污水坑渗透到年久失修的水井里，污染了水源，从而导致疫情的发生。

"死亡地图"带来的生机

斯诺意识到地下水已被严重污染。他立即来到水井旁阻止人们继续打水，并紧急呼吁市政部门拆除这口水井的把手。市政部门听从了斯诺的建议。

奇迹发生了！水井把手拆除后，感染霍乱的人数迅速减少。到

9月底，伦敦的霍乱疫情基本得到控制。

1854年底，斯诺出版《论霍乱的传播模式》(第二版)，详细介绍了当年英国伦敦霍乱发生时水源在疾病传播中所起的作用，向人们证明霍乱是通过水而不是空气传播。

斯诺的发现促使伦敦政府进一步重视公共卫生建设。伦敦启动了大规模的下水道改造工程。排水系统改造的完成，有效切断了霍乱传染病的传播渠道。

在这场霍乱疫情中，斯诺虽然没有找到引发霍乱的病原体，但他创造性地使用了"死亡地图"来查找传染源，成为医学界的一个经典案例。

直到现在，绘制地图依然是开展流行病学调查的基本方法。每当医学专家们遇到棘手的传染病问题时，总是会问："我们的布劳德大街水井在哪里？"

（执笔：王锦辉）

美国南北战争中的"病毒战"

1861年4月，历时4年的美国南北战争爆发。几百万军队上千万美国人民被卷入战争的泥潭。但是谁也没有想到，还有一个不速之客趁机作乱，这就是传染病，由此导致大量士兵死于疫病，人数远远超过战场上的牺牲者。

疫病传播的温床

当时，作战区主要集中在美国南部。那里沼泽密布，夏天异常潮湿闷热，人们很容易感染疾病。南方的港口与黄热病猖獗的加勒比海地区相连，尤其是新奥尔良地区，时常受到黄热病严重侵扰，被称为"死亡之城"。

战争期间，很多士兵、马匹的尸体浸泡在沼泽地里。士兵口渴难耐之际，就大量饮用被污染的水源。一名北军士兵对此抱怨道："我难以描述我们部队曾经历的困难。饥饿、口渴、疲劳等不堪忍受，我们的饮用水来自一条浸泡着马匹尸体的河流。"

军营的卫生环境更是不堪入目。不论是南方军队还是北方军队，士兵无法讲究个人卫生。他们满身污秽，随处乱扔垃圾。带着病菌的老鼠在军营里肆意乱窜，随意觅食。

肮脏的饮食、极差的个人卫生以及混乱的战场环境，成为疫情传播的温床，大量士兵因患病倒下，主要的致死原因就是黄热病、疟疾等传染病。资料显示，病死的北军士兵占北军死亡总数的63%，南军这一比例高达71%。

战争中的"生物武器"

即使瘟疫对双方造成了巨大的人员病亡，南北方军队仍企望借助瘟疫打一场没有硝烟的战争。

美国南部是黄热病高发地区，不少当地民众感染过黄热病，痊愈后获得了终身免疫；而北方人却很少接触黄热病，普遍缺乏免疫力。正因为这样，南军对靠黄热病的杀伤力赢取战争胜利抱有很大的希望。

1862年5月，北军攻占新奥尔良城，南军却并不着急反攻，而是出动5000名士兵将对方围困在城中，期待黄热病在城中暴发后不战而胜。不少新奥尔良民众期盼黄热病"大显神威"，随处张贴祷词："为了我们的同胞，让这种瘟疫作为神圣干涉而降临。"学生中间传唱着歌曲，歌词大意是"黄色小丑会抓住他们，并将他们全部带走"。后来，甚至有人策划和实施了一项"散毒"计划，将黄热病病人的衣物散布到北军军营。黄热病是通过蚊子传播的，这项计划自然无疾而终。

北军也同样借助了传染病这种"生物武器"的力量。只不过"生物武器"不是黄热病，而是疟疾。使用方式不是主动散播"毒素"，而是实行严格的药品封锁政策。

当时，抗疟特效药奎宁已经问世。位于费城的鲍尔斯与韦特曼制药厂和罗森加滕与他的子女们的制药厂是美国仅有的两家生产奎宁的大型制药厂。两家药厂源源不断地向北方军队供应奎宁。相比之下，南方则没有生产奎宁的制药厂，药品只能依靠从国外进口。战争刚一开始，林肯便宣布对南方各州实行海上封锁。在禁运物资中，奎宁赫然在列。这对于南方军队来说，无异于雪上加霜。由于无法有效控制疟疾流行，军队的战斗力受到严重削弱。

公共卫生的改善

面对南方流行的黄热病，北军如临大敌。早在战争开始前，他们就担心"黄热病将消灭多数进入'黄热病地带'的北方士兵"。

人们信奉的"瘴气理论"认为，传染病由瘴气引发，这种看不见的毒素产生于腐败植物、动物尸体或沼泽湿地。为从源头上铲除病菌滋生的土壤，指挥官巴特勒下令，强制推行隔离检疫，改善营地公共卫生。北军招募数千名清道夫，负责打扫公共场所卫生，规定每家每户必须保持干净整洁，不许乱扔垃圾；组织人手疏通下水道；设立检疫站，规定所有前往新奥尔良的商船必须接受检查；同时兴建具有良好通风条件的馆式医院，推广使用消毒剂。

这些举措有效控制了传染病的蔓延。1865年4月，美国内战以北方胜利、南方奴隶制灭亡而告终。

《内战时期的医学和外科史》一书对此描述道："不服水土的北方人驻守新奥尔良期间，这座城市未受侵袭的原因，在于积极的卫生措施以及巴特勒严格的隔离检疫制度。"

南北战争后，美国政府开始重视传染病卫生防治。1866年，纽约市成立第一个永久性的卫生局，为其他城市提供了样板。1872年，美国公共卫生协会成立。为了应对黄热病、霍乱等疫病的威胁，1878年，美国国会通过第一部国家检疫法案。第二年，组建国家卫生局。此后，各州先后设立卫生局，公共卫生观念开始深入人心。

（执笔：王锦辉）

巴斯德开启疫苗时代

路易斯·巴斯德1822年出生于法国，是著名的微生物学家、化学家。他在医学、农学等诸多领域都有独到的发现和研究，然而使他流芳千古的是病原学说的创建和预防接种的发明。简单来说，巴斯德成功找到了人工培养疫苗的方法，为各种传染病的预防打开了一条通道，一条让人类远离传染病炼狱的黄金通道。

研制鸡霍乱疫苗

鸡霍乱是一种由霍乱弧菌引起且传播迅速的瘟疫，来势异常凶猛，人工饲养的鸡一旦染上就会成批死亡。19世纪70年代，法国农村流行着可怕的鸡霍乱。人们看到，有的鸡刚刚还在四处觅食，过一会儿却忽然全身发抖，随后倒地而亡。

为了尽快找出霍乱弧菌在鸡身上的活动规律，巴斯德开始苦苦钻研，一次次地进行艰难的实验。直到1878年，研究才有了突破。巴斯德通过解剖已患上霍乱的鸡，从肝脏里提取出带有霍乱弧菌的体液用作感染源。他把这种霍乱毒液注射给实验用鸡，被注射的鸡立刻染病，两天后死去。巴斯德接着解剖这些病死的鸡，将它们的血液和器官放在显微镜下仔细观察，寻找霍乱弧菌，有时一观察就是一整天，连饭都顾不上吃，但是没有什么进展。为了放松紧张的工作节奏，这年夏天，巴斯德去休年假。

假期结束，巴斯德回到实验室。他把休假之前放在实验室里的霍乱毒液取出来，给鸡做了注射。可是这些鸡没有死。这是怎么回事呢？巴斯德顺藤摸瓜，终于发现，因为空气中氧气的作用，霍乱弧菌的毒性日渐减弱。于是，他把放置几天、1个月、2个月和3个月的菌液，分别注入健康的鸡体内，做了一组对比实验，鸡的死亡率分别是100%、80%、50%和10%。如果用放置时间更久的菌液注射，鸡虽然也得病，却不会死亡。事情到此并未结束，巴斯德另用新鲜菌液给鸡再次接种，使他惊奇的是，几乎所有接种过陈旧菌液的鸡都安然无恙，而未接种过陈旧菌液的鸡却死光了。实验证明，凡是注射过低毒性菌液的鸡，再给它注入毒性足以致死的鸡霍乱弧菌，鸡也具有了抵抗力，病势轻微，甚至毫无影响。

巴斯德终于认识到，霍乱弧菌液放置一段时间以后，不仅毒性大为减弱，而且还有抗病的效力。这样，1879年，他用这种方法培养出鸡霍乱疫苗，测试结果很理想，接种之后的鸡对霍乱都产生了免疫力。

在人类历史上，人工培养出疫苗，巴斯德是第一人。这也意味着：从此以后，人类可以用致病微生物本身作"原料"来培养疫苗了。

研制炭疽疫苗

鸡霍乱疫苗的研制刚成功，巴斯德马上想到一年前自己做的牛羊炭疽病研究。

那个时期，炭疽病在法国广泛流行，对畜牧业危害极大，而且还传染人类，尤其是牧羊人和屠夫。受法国农业部委托，巴斯德开始着手研究炭疽病。然而当时他只是找到了炭疽病流行不绝的原因，却没有找到解决办法。

现在，巴斯德想到：鸡霍乱可以用人工培养的疫苗来预防，那么炭疽病呢？是不是也可以找到一种疫苗防止炭疽病的发生？

巴斯德从不把时间浪费在空想上，他开始动手做实验。他先从病死羊的血中分离出引起炭疽病的细菌——炭疽杆菌，再把带有这种病菌的血清注射到正常的豚鼠或兔子体内，这些豚鼠或兔子很快死于炭疽病。在实验过程中，巴斯德又发现，患过炭疽病但侥幸活下来的动物，再被注射病菌却不会得病了。这就是说它们获得了抵抗疾病的能力，也就是我们今天所说的免疫力。

巴斯德意识到，先给动物注射毒性弱的炭疽杆菌，就能避免它们再次感染。可是，怎样才能得到不会使动物致死、毒性比较弱的炭疽杆菌呢？经过反复试验，巴斯德和助手发现把炭疽杆菌置于一定条件下连续培养，它们的毒性便会减弱，用这种弱毒炭疽杆菌预先注射给动物，动物就不会再染上炭疽病而死亡了。

1881年5月5日，巴斯德在一个农场进行了公开实验，给一些羊注射了毒性减弱的炭疽杆菌，另一些羊没有注射。4个星期后，又给每只羊注射了毒性很强的炭疽杆菌。48小时后，事先没有注射弱毒细菌的羊全部死亡，而注射了弱毒细菌的羊则活蹦乱跳，健康如常。

实验成功之后，巴斯德立即跟制药厂合作，组织大量生产。不到一年，法国给61万多只羊和8万多头牛接种了炭疽疫苗，大大减少了牲畜发病率和死亡率。有人估算，因为这个疫苗的发明，法国在以后几年里将免受700万法郎的损失，相当于普法战争法国战败后的赔款总额。

研制狂犬疫苗

霍乱疫苗和炭疽疫苗的相继成功，证实了用天然微生物培养疫苗是可以复制的模式。巴斯德决定趁热打铁，培养一种新的疫苗。

他选择的下一个研究对象是狂犬病。狂犬病是由携带狂犬病毒的犬只咬伤感染而得。人被狂犬咬伤后，经过一段时间就会发病，出现非常狂暴的行为，包括像狂犬那样咬人。当时，狂犬病治愈的可能性几乎为零。巴斯德小时候看到过同村的孩子被狂犬咬伤发病，深知狂犬病的可怕，他想研制出一种疫苗来攻克这个恐怖的疫病。

但真正开始动手之后，巴斯德发现，狂犬疫苗的制作比他想象的要困难得多。因为，导致狂犬病的是病毒，而不是细菌，病毒比细菌要小很多倍，远不是当时的显微镜能够观察到的。而且狂犬病毒极为危险，一旦感染就有生命危险。如果说巴斯德以前能够借助显微镜找到敌人，而这次他是在跟看不见的魔鬼较量。

巴斯德和助理们冒着生命危险采集了狂犬的唾液，然后注射到健康犬只的大脑中，健康犬只马上发病死亡。历经数次实验，巴斯德推测狂犬病毒应该都集中于神经系统，因此他大胆地从已死亡的狂犬体内取出一小段脊髓，悬挂在一只无菌烧瓶中，使其干燥。经过实验，他发现，如果将未经干燥的脊髓和蒸馏水混合，注入健康的犬只体内，犬只必死无疑；而将干燥后的脊髓和蒸馏水混合注入犬只体内，犬只竟神奇地活了下来。巴斯德推断，干燥后的脊髓中病毒已经死亡，或者毒性已经非常微弱。因此他把干燥的脊髓组织磨碎后加水制成疫苗，注射到健康犬只脑中，再让打过疫苗的犬只接触致命的狂犬病毒。经过反复实验，接种疫苗的犬只即使脑中被注入狂犬病毒，也不会发病了。巴斯德兴奋地宣布：狂犬疫苗研制成功！

然而，研制出的狂犬疫苗，却没人敢保证它的安全性和有效性——若健康人接种疫苗失败而染上狂犬病毒，后果不堪设想。1885年7月，一位几乎绝望的母亲带着被狂犬咬伤的9岁小男孩来到巴斯德实验室，哀求巴斯德救救她的孩子。为了不眼睁睁看着小男孩死去，巴斯德决定为他注射疫苗。这时距小男孩被狂犬咬伤已经四五天了。巴斯德连续10天给小男孩注射了十几针不同毒性的疫苗。每天晚上，巴斯德彻夜不眠地观察和等待。5天、10天、1个月过去了，小男孩终于康复了，安然返回家乡。

消息迅速传播开去，整个巴黎、全法国，甚至俄国、大西洋对岸的美国，世界各地被狂犬咬伤的病人纷至沓来。巴斯德只好专门成立一家诊所，给前来求救的病人接种狂犬疫苗。仅从1885年10月到1886年12月，他们就给2682个患者接种了狂犬疫苗。

前来要求救治的病人越来越多，仓促建立的诊所已经难以满足救治的需求。巴斯德需要有更大的空间来为病人提供治疗。他通过民间募捐的方式，在几个月内筹集到258万多法郎，顺利地在郊区购买了一块地皮，建立了巴斯德研究所。

推出狂犬病疫苗之后，巴斯德没有再继续研究新疫苗，但他开辟了用人工疫苗征服传染病的通衢。经过世界各国科学家的不懈努力，一种又一种疫苗被开发出来，到现在为止，已经有超过30种传染病可以通过接种疫苗来预防。巴斯德的功绩，当得起"造福人类"这4个字。

（执笔：丁洁）

一生与细菌打交道的罗伯特·科赫

　　每年3月24日是世界防治结核病日。之所以确定这个日子，是为了纪念罗伯特·科赫发现结核杆菌。除了结核杆菌，科赫还发现了霍乱弧菌、炭疽杆菌、伤寒杆菌、破伤风杆菌等病菌，堪称世界病原细菌学的奠基人和开拓者。

追捕"白色瘟疫"的祸首

　　罗伯特·科赫，1843年12月出生于德国汉诺威州的克劳斯特尔城，1866年从哥廷根大学医学院毕业，获得医学博士学位，开始从事细菌学研究。

　　结核病被称作"白色瘟疫"。19世纪，每7个欧洲人中就有1人死于这种传染病。不少科学家苦苦寻找结核病的致病细菌，却始终没有找到。

　　"白色瘟疫"的祸首到底是什么？科赫在解剖结核病患者尸体时发现，他们体内每个器官都布满灰黄色米粒状颗粒。他取出一些颗粒，用加热过的小刀将其碾碎，在显微镜下反复观察，却没有发现什么。

是不是方法有问题？科赫尝试用褐、蓝、紫等颜色给这些病理组织染色，这样就能更清楚地进行观察。每次染色后，他便将双手放在杀菌的氯化汞中仔细浸泡，时间长了，双手变得又黑又皱。

有一天，与往常一样，他把染料中的样品取出来，放到显微镜下，调节好焦点。在朦胧的灰色中，一幅奇特的画面展现出来——破损的病肺细胞中间，躺着一堆堆奇异的杆菌，呈蓝色，非常细小，还有些小弯曲。科赫惊呼道："我找到它了！"

为了深入研究，科赫几乎跑遍了柏林各大医院，采集结核病死者的标本。他将采集的结核组织给豚鼠、狗、猫、小鸡、鸽子和兔子注射，还给小白鼠、大白鼠、田鼠和土拨鼠做了接种。结果发现，只有在患结核病动物的肺里能够看到那种蓝色的"细条儿"，而在健康动物的肺里看不到。

科赫觉得，这些实验还不能让人完全信服。他决定把蓝色的"细条儿"从死去的动物体内取出来，培养成纯菌后再次给动物注射，看看结果如何。没有想到的是，结核杆菌非常"娇气"，在肉汤培养基中硬是不肯生长。能否找到一种与动物体内成分极其接近的物质呢？科赫想到了血清，于是找来不少牛血清，加热灭菌后分别装入十几支试管中，种上豚鼠的结核组织后放进孵化炉，并把炉温调节到与豚鼠的体温一样。每天早晨，科赫都要观察一番。通常别的细菌只要培养两三天就开始大量繁殖，可是14天过去了，还是什么也没有发现。

科赫耐心地等到第十五天早晨。当他再次用放大镜观察时，看到培养基表面变得毛茸茸的，布满了略微闪光的细小斑块。科赫轻轻地挑出一点儿，经过涂片、染色、镜检，终于又看到了那种蓝色的、弯曲的结核杆菌！

即便如此，科赫仍觉得在向全世界宣布结果之前，还要用实验证明结核病主要是通过飞沫传播。他做了一个大箱子，把豚鼠、老鼠和兔子放进去，接着通进去一根导管，用一只吹风机向箱子里喷射结核杆菌，连续3天，每天半小时。10天后，3只兔子出现呼吸困难症状，25天内，豚鼠全部死于结核病。这个实验表明，结核菌可以附在空气微尘中向四处传播。

他由此总结出开展传染病病原体实验的4项原则：病原体能在所有患者体内找到，但在健康人体内却没有；病原体能够从患者体内分离出来，并能够在培养皿内繁殖；培养皿中的病原体能使实验动物患上与人同样的疾病；病原体能从患病的实验动物体内分离出来，而且这种病原体能在培养皿中发育。这些被称为"科赫法则"，一直沿用至今。

1882年3月24日，德国柏林生理学会议在柏林大学卫生研究所召开。会上，科赫宣读了他的研究成果——《论肺结核》，严密地论证了结核杆菌是结核病的罪魁祸首。这个伟大发现在人类战胜结核的历程中具有里程碑意义。

找到引起霍乱的"逗号杀手"

探索的脚步永不停歇。1883年，第五次世界性霍乱大流行开始。疫情从印度迅速蔓延至阿拉伯半岛。埃及的亚历山大港由于船只人员往来频繁，一下子成了重灾区。受德国政府委派，科赫率领医疗小组赶到埃及协助控制疫情。他们通过解剖尸体，在霍乱病死者的肠黏膜上发现了一种特别的细菌，这种细菌在普通腹泻病人身上不曾被发现。科赫回忆起一年前，他曾经从印度同行寄给他的霍乱死者组织标本中观察到这样的细菌。就在他准备做更广泛的调查研究时，霍乱在埃及的流行开始趋于平息。

为进一步弄清霍乱的病源，科赫一行离开埃及，乘船来到印度的加尔各答。除了研究霍乱病死者，科赫还仔细分析了当地的土质、饮水、空气、疫区的生活环境等问题。1884年1月7日，他对外宣布，在印度通过尸体解剖找到的病菌，与此前在埃及找到的是同一种细菌。

同年2月2日，科赫再次发布报告，指出引发这次霍乱大流行的细菌，其形状没有别的杆菌那么直，而是有点儿弯，好像一个逗号。它主要通过肮脏的水、食物或者衣服传播，但遇到干燥和弱酸溶液的环境会受到明显抑制。科赫还特别提到，霍乱病人发病初期，排泄物中的这种细菌比较少；当粪便比较稀的时候，细菌就能被大量发现；病人痊愈后，细菌则越来越少，直至没有。科赫由此断言，这种细菌就是引发霍乱的罪魁祸首，并将之命名为霍乱弧菌。

由于科赫在细菌学领域的杰出贡献，1905年，他被授予诺贝尔生理学或医学奖。1910年，科赫去世。为了纪念他，人们在他的墓碑上这样写道："从这微观世界中，涌现出这颗巨星。您征服了整个地球，全世界人民感谢你。献上花环不凋零，世世代代留美名。"

（执笔：王锦辉）

以身试"毒"无怨无悔

在与各种传染病的长期斗争中，科学家们为了攻克试验难题，付出了巨大的代价。有人甚至不惜以身试毒，探求真理，他们以敢于牺牲的壮举，谱写了一曲曲可歌可泣的英雄主义赞歌。

佩滕科弗喝下霍乱弧菌培养液

1883年，埃及、印度等国多地暴发重大霍乱疫情。德国派出包括著名医学家罗伯特·科赫在内的医疗小组前往印度调查。科赫在霍乱病人体内和排泄物中发现了一种形状如同逗号的霍乱弧菌。

但是，当时医学界普遍认为，霍乱是由于公共环境差所引发的。德国的霍乱研究权威马克斯·冯·佩滕科弗就一直坚持这种观点。他认为，霍乱的流行必须同时具备特定的病原菌、相应的地理条件、适宜的气候状况以及个人的易感性这4个因素，单一的霍乱弧菌并不能致病。

为了验证自己的观点正确，1892年10月，佩滕科弗在一次讲课中，竟当着学生的面，将从科赫那里要来的含有大量霍乱弧菌的一试管培养液喝了下去。

科赫认为"酸可以杀死细菌"，为排除干扰因素，佩滕科弗还同时服用了碳酸氢钠以中和胃酸。对于这个看似疯狂的举动，佩滕科弗平静地表示："即便这次试验危及我的生命，我也会欣然接受。我愿意为科学而死，就像战场上的士兵一样。"

幸运的是，佩滕科弗没有出现严重症状，只是在试验3天后患了肠黏膜炎，6天后开始腹泻，过了些日子便康复了。从现代医学的角度看，他可能感染了霍乱，只是症状比较轻。不过，霍乱弧菌的侵入还是大大损害了佩滕科弗的身体，导致他的免疫力严重下降，此后十几年间疾病缠身。1901年，他感到自己无法再为人类的科学事业做贡献，便用手枪结束了生命。尽管佩滕科弗的主张后来被证明是错误的，但他以身试毒的精神却流传开来，感召着无数后来者。

据统计，当时约有40名科学家像佩滕科弗那样利用霍乱弧菌培养液进行自体试验，很大程度上推动了对霍乱致病机理的认识。

拉齐尔被毒蚊叮咬后病逝

1898年4月，美国与西班牙之间爆发战争。两年后，美国派兵进驻西班牙的殖民地古巴。不久，黄热病开始在美军中蔓延，不少人出现严重的寒战、高热症状，并伴有强烈的头痛、肌肉痛，疫病发作时，患者出现黄疸，造成皮肤和眼巩膜变黄。

于是，美国军政当局任命由军医瓦尔特·里德带领的4人委员会前往古巴研究黄热病，成员有杰西·威廉·拉齐尔、詹姆斯·卡罗尔和阿里斯蒂德·阿格拉蒙特。

当时，古巴内科医生卡罗尔·芬利提出蚊子是传染黄热病的媒介，但这仅是一种猜测，并没有实验证明。为找到黄热病的传染源，4人委员会决定验证芬利的推测。由于动物对黄热病不敏感，他们决定进行人体实验。

卡罗尔主动作为实验对象，让一只可能感染了黄热病的蚊子停到自己胳膊上叮咬。几天后，卡罗尔开始打寒战、脸色暗红、眼睛充血，心脏差点停止跳动，有几天甚至挣扎在死亡边缘。后来病情有了改善，体温也降了下来。由于卡罗尔此前曾离开过哈瓦那，不能确定这些症状是不是由其他原因导致，所以，这次实验被认为无效。

1900年9月13日，拉齐尔发现有一只蚊子停在自己的手背上吸血。他不确定这是不是芬利所说的那种蚊子，就故意不去赶它，并对发病过程做了详细记录。几天后，拉齐尔觉得自己病了。他感到发冷，一次次地打寒战。当地医生检查了他的血液，希望结果是疟疾，因为比起黄热病，感染了疟疾还有奎宁这种特效药可以治疗。然而，他们没有找到致病菌疟原虫。再次检验，还是没有找到。拉齐尔的体温很快升到39℃，脉搏高达100多次。这无疑就是黄热病的症状了。

拉齐尔被紧急转到传染病医院。他非常清楚病情的严重性，于是将自己的发病记录及对黄热病的研究材料交给卡罗尔，作为最后的遗言。拉齐尔去世时年仅34岁。卡罗尔在一份报告中说："我们这位同事死于9月25日晚，对他的死，我们深感悲痛。"

令大家感到欣慰的是，拉齐尔证实了蚊子是传播黄热病的罪魁祸首。为了纪念拉齐尔，美国政府以他的名字为巴尔的摩海军炮兵连命名。而里德在实验地建起的一所防治黄热病的医院，也被称为"拉齐尔营"。

1939年，美国韦思制药公司委托画家迪安·康韦尔制作以"美国医学先驱"为主题的系列油画，康韦尔就以这个故事为背景，创作了题为《黄热病的征服者》的名画。1947年，拉齐尔的日记被公开，他和同伴以身试毒的事迹才被更广泛地传扬。

（执笔：王锦辉）

白喉血清的发现者贝林

　　白喉是由白喉杆菌引起的一种急性呼吸道传染病，直到19世纪，仍是威胁儿童生命的主要杀手之一。由于缺乏有效的治疗方法，白喉患儿的死亡率非常惊人，仅美国一年就有约1.5万名儿童死于白喉，而欧洲一年大约有5万名儿童死于该病。德国细菌学家、免疫学家埃米尔·阿道夫·冯·贝林因首次成功地用动物的免疫血清治疗白喉，成为获诺贝尔生理学或医学奖的第一人。

伟大发明的萌芽

　　贝林，1854年3月出生于德国普鲁士，1874年进入柏林陆军医学院，毕业后留在军中服役。1889年服役期满后至柏林大学科赫实验室工作，主要从事白喉杆菌的研究。开始他认为运用氯和汞消毒可以防止人体感染，但历经多次实验都失败了。

　　幸运的是，贝林是在科赫实验室工作。更幸运的是，他在这里遇到一个人，一起碰撞出了思想的火花。科赫实验室是个蜚声世界的研究所，有过许多重大的发明，曾备受世界各地著名科学家的瞩目，不少人纷纷到此访问。日本细菌学家北里柴三郎也慕名来到这里，他与贝林一见如故，两人进行学术交流时，谈得非常投机。

一天，北里柴三郎谈起了中国古代医学中"以毒攻毒"的原理，讲到《黄帝内经》中，治病要用"毒药"，药没有"毒"性就治不了病。还谈到有人用蝎子、蜈蚣、蟾蜍等治疗癌症的例子。

贝林突然呆住了，正被白喉杆菌困扰的他似乎受到了不小的触动，一个伟大的发明开始萌芽！

令人振奋的实验

贝林和北里柴三郎开始用以毒攻毒的医理在小白鼠身上进行白喉研究。

实验过程中，他们发现了一个令人振奋的现象：将患过白喉但仍然健康存活的小白鼠血清注射到新患白喉的小白鼠体内后，新患白喉的小白鼠竟然也保持了健康状态。

为进一步证实上述结论，他们还进行了对照实验，给健康小白鼠注入一份不加该血清的白喉杆菌培养液，结果这些小白鼠都出现了白喉的典型症状而死去。

显然，感染过白喉的小白鼠体内产生了某种对抗白喉杆菌毒素的物质。两人为此发现激动不已，并将这种物质命名为"抗毒素"。

为了从动物身上取得更多白喉抗毒素血清，贝林和北里柴三郎开始给具有丰富血清的羊免疫，使羊的血清中产生白喉抗毒素，并马上抽取血液，检验其中是否产生了抗白喉杆菌的物质。他们又一次成功了，只要将从羊血中获得的抗毒素血清注入健康的小白鼠体内，小白鼠便不再被白喉感染。而后，他们又将这种白喉抗毒素血清注入已经严重感染白喉的小白鼠体内，发现患病小白鼠很快好转，并最终痊愈。

1890年，贝林与北里柴三郎共同发表了他们的研究成果，指出可以通过注射抗毒素血清来治疗患者。这就是被动免疫疗法。但这一理论当时仅在动物身上得到证实，尚未应用于人体。

人体实验迫在眉睫。

圣诞节女孩的奇迹

1891年12月25日，德国柏林大学附属诊疗所的儿科病房里，躺着一名气息奄奄的女孩。她患了白喉，情况很严重。女孩的家人们围在病床旁，每个人脸上都写满了无奈与痛苦，默默祈祷着救世主能够到来。

贝林得知小女孩的病情后，找到女孩的父母，询问他们是否愿意尝试使用一种新的、未经应用于人体的药物。已经绝望的父母，在了解贝林的治疗方法后，决定冒险一试。

贝林给小女孩注射抗毒素血清后，焦急地等待着结果。幸运的是，小女孩病情迅速好转，没过几天就康复出院了。此事产生了轰动效应，有人甚至以"圣诞节大拯救"来命名此次治疗。那名女孩，因此成为抗毒素血清应用于人体的第一例。

为了得到大量抗毒素血清，贝林购买了一个农场，饲养了大量的牛。他把类毒素或毒素给牛注射，使牛血清内产生大量抗体，然后将含有抗体的动物血清浓缩成白喉抗毒素血清。

此后，白喉抗毒素血清被迅速推广运用，挽救了成千上万个患病儿童。贝林因此被誉为"儿童的救星"。

为表彰贝林的突出成就，1901年，诺贝尔奖评审委员会将第一届生理学或医学奖授予了贝林，颁奖词写道："他的血清疗法，尤其在预防白喉方面的应用为医学科学领域开辟了新的道路，从此，医生们在面对病痛和死亡时有了制胜的武器。"

（执笔：丁洁）

谁先发现了鼠疫元凶

19世纪末，鼠疫开始在全球第三次大流行，波及亚洲、欧洲、美洲和非洲的60多个国家和地区，传播速度远远超过前两次大流行，最终导致1000多万人死亡。

香港是这次鼠疫大流行的重灾区之一，约1/3的当地人为躲避鼠疫，逃离香港。港英当局急忙向国际社会寻求援助。一时间，来自世界各地的细菌学专家云集香港，就鼠疫的致病菌展开研究。

北里柴三郎疑似发现鼠疫杆菌

当时，人类对微生物学的研究已经取得很大进展，但对于鼠疫的病因，医学界却众说纷纭。

日本派出的带队专家是医学地位显赫的北里柴三郎。他从东京大学医学部毕业后，曾在德国的科赫实验室进行细菌学研究，并在那里工作了7年。他曾和贝林一起，研究发现治疗白喉的血清。

1894年6月12日，北里到达香港后，很快便从一名鼠疫患者遗体上发现了一种芽孢杆菌。由于尸检是在患者死亡11个小时后才进行的，因此他怀疑结果的准确性，就将分离到的细菌注射到试验鼠身上，以待进一步观察。接着，他在另外一名患者的血液里也发现了这种细菌。

6月15日，负责疫情调查和协调外国来港专家工作的香港中央医院主管医师詹姆斯·劳森，给医学权威杂志《柳叶刀》的编辑发去电报，说北里发现了鼠疫致病菌，杂志方则表示"到目前为止，我们还没有办法做出判断"。

不久，北里关于发现鼠疫病菌的论文在《柳叶刀》杂志上发表了。论文主要介绍了鼠疫患者的状况、发现杆菌的过程以及动物试验情况。同期杂志还刊登了编辑的评论性短文，称北里从鼠疫患者血液中发现了杆菌，尽管数量较少，但通过显微镜，可以在实验动物的脾脏、肺、肝、脑和肠等器官中观察到。

耶尔森的新发现

正在越南工作的法国年轻医生亚历山大·耶尔森，也被派到香港。他曾在科赫实验室研究狂犬病毒与结核杆菌，后来在巴斯德研究所工作，研究白喉杆菌的毒理特性。

1894年6月15日，耶尔森比北里晚3天抵达香港。他马上注意到疫情的严重性：街道两旁许多房屋关闭，路上几乎空无一人，有的地方到处是死老鼠。

耶尔森希望尽快从患者身上找出病原体。但是，香港卫生部门拒绝提供实验场所和尸体，并称北里的研究小组已经找到鼠疫病原体。耶尔森毫不气馁，带着显微镜、消毒设备等器材，在医院敞开的门廊里搭建了一个临时实验室。他仔细检查患者的血液，没有发现致病菌。于是，他决定去拜访北里。正是这次拜访，使事情有了转机。在北里小组的实验室，耶尔森发现日本学者的实验存在重要缺陷：竟然没有解剖死者身上异常肿大的淋巴结节，而这应该是诊断鼠疫的主要依据之一。

6月20日，耶尔森在一位神父的帮助下，通过看守太平间的英国士兵，终于找到了几具鼠疫患者的尸体。他从尸体上取出一些淋巴组织，放在显微镜下观察，发现了一团杆菌，与北里小组发现的细菌有所不同。为进一步研究，耶尔森再次挑取少许淋巴组织，接种到培养用的琼脂管中，同时将它们注入豚鼠体内。结果，被注射过的豚鼠表现出典型的鼠疫症状，全部死掉了。这个发现让他有底气找法国领事出面，直接向港督要求获得解剖病人尸体的权力。

6月23日，耶尔森的申请终于获得批准，得以正式进行尸体解剖实验。他通过尸体解剖实验，进一步验证自己分离出了鼠疫杆菌。耶尔森马上给巴斯德研究所去信，描述鼠疫杆菌的发现情况。1894年7月30日，在巴黎举行的一次科学院会议上，巴斯德研究所所长杜克洛对外宣布：耶尔森发现了鼠疫杆菌。

北里—耶尔森之争

一位是医学界权威，一位是初出茅庐的青年才俊。谁是鼠疫杆菌的发现者？对于这项研究成果，当时很多人认为是二人各自独立发现的。

1925年，曾任耶尔森助理的朱丽拉格朗日博士，撰写了一篇有关鼠疫杆菌发现的研究综述。文章称，北里发现的鼠疫杆菌早就在日本遭到质疑，因为他通过死者血液发现的杆菌，其染色呈革兰阳性，而在鼠疫患者淋巴结中的细菌，其染色呈革兰阴性，两种细菌的大小也不一样。事实是，北里发现的是肺炎链球菌。当时，北里的培养基受到污染，反将不慎污染的细菌当成了引发鼠疫的病原体。同年，北里承认了自己当时的错误，认为只有耶尔森才是鼠疫杆菌的发现者。

为了表达对"细菌之父"巴斯德的敬意，鼠疫病原体最初被命名为"鼠疫巴氏杆菌"。1967年更名为鼠疫耶尔森氏菌。1980年，国际医学界正式确认耶尔森率先发现鼠疫杆菌，将鼠疫耶尔森氏菌列入批准的细菌名单并写进医学教科书。

（执笔：王锦辉）

发现疟疾病源的罗纳德·罗斯

8月20日为"世界蚊子日"。命名这个日子，是为了纪念罗纳德·罗斯的重大医学发现。这一天，他在实验室里发现蚊子是传播疟疾的媒介，从而指出了一条避免感染疟疾的办法：远离蚊子叮咬。

不谋而合的疟原虫猜想

1857年5月，罗纳德·罗斯出生于尼泊尔西北部的阿尔莫拉。这里疟疾肆虐，罗斯的父亲曾险些因此丧命。8岁那年，罗斯被送到英国读书，后进入伦敦圣巴塞洛缪医院附属医学院学医。24岁那年，他参加英国驻印度医疗服务团，成为一名军医，主要负责救治患疟疾的士兵。

人们最初认为，疟疾是由于沼泽湿地散发出的瘴气所致，其英文名词为Malaria，原意就是不好的空气。后来，这种说法逐渐遭到质疑。1880年，法国军医拉弗朗对疟疾患者进行血检时，发现他们的血液里含有一种微生物，便把它称为疟原虫。拉弗朗由此提出疟疾是由疟原虫引起的假说。

疟原虫到底是如何传播的呢？刚开始从事疟疾研究的罗斯，认为疟原虫的传播媒介是蟑螂，便解剖了许多蟑螂，放在显微镜下观察，希望从它们身上找到疟原虫，结果一无所获。接着，他又怀疑疟原虫来自蝙蝠或水中的贝类，但同样没有找到证据。

1891年，罗斯参加印度马德拉斯医疗服务团，深入疟疾流行地区进行考察。经过细心观察，他发现了一个奇怪的现象：凡是疟疾流行的地区总是蚊子横行的地方，由此产生了疟疾是由蚊子传播的猜想。

1894年，罗斯去英国休假，结识了英国医学家帕特里克·曼森。曼森是热带医学的先驱，也曾提出"疟疾由蚊子传播"的假说。二人的看法不谋而合，曼森鼓励罗斯通过研究来证实这个假说，并把拉弗朗不久前拍摄的疟原虫显微镜照片给罗斯看。

罗斯接受了曼森的建议，越发觉得蚊子与疟疾之间存在着某种联系。返回印度后，他开始全力以赴地研究蚊子体内是否含有疟原虫。

终于找到"狡猾的足迹"

这项研究出乎意料的艰难和漫长，因为并不是所有的蚊子都传播疟原虫。在印度，蚊子有上百个种类，也许只有某种或某些蚊子传播这种寄生虫；而且疟原虫种类、形态及生长周期很复杂，不是任何时候都能在受感染的人或蚊子体内找到疟原虫。

罗斯的上级认为一名陆军军医整天进行蚊子实验纯属不务正业，于是经常将他派往没有疟疾发生的地区执行任务。

罗斯顶住压力，自己想办法奔波于印度各个村庄，捕捉蚊子进行研究分析。南亚的气候炎热潮湿，他经常汗流浃背地在显微镜下苦苦观察，不幸感染上了疟疾。

1897年8月，研究有了转机。罗斯找到了一种特殊的蚊子，它们的翅膀上有小小的斑点，被称为斑翼蚊。他发现这种蚊子叮咬疟疾患者后，胃壁内出现了曼森教授向他展示过的疟原虫特征。罗斯找来一名疟疾患者，用患者的血喂养雌性斑翼蚊。

8月17日，罗斯解剖其中两只蚊子，并没有发现什么异常。两天后，他又解剖了一只，发现它的胃里有一些特殊的细胞，直径约10微米。对此，罗斯也没有太在意。

8月20日，罗斯继续做实验。他一微米一微米地切开蚊子的组织，终于发现了一个个外形比蚊子的胃细胞小得多的圆形细胞。他难抑内心的激动，赶紧拿出记录本写道："今天，是上帝将他的怜恤，放在我的手中……我仍禁不住感恩的眼泪……那杀死百万人的祸首啊！我终于找到你狡猾的足迹……无数人终将获得拯救。"

第二年，罗斯被调往印度的港口城市加尔各答。他看到一篇美国人发表的论文，作者证实在感染的鸟类身上也寄生有疟原虫。罗斯决定继续做实验，他让叮咬过病鸟的蚊子，再去叮咬未感染的鸟，结果这只鸟也被感染，证实了蚊子的确是疟原虫的传播者。

研究成果运用于世

尽管研究取得了重要进展，但罗斯却被当局调离了研究岗位。为了继续开展研究，1899年，他毅然从印度医疗服务团辞职，返回英国。当开往英国的轮船途经埃及亚历山大港时，罗斯听说西非的毛里求斯疟疾疫情暴发，便弃船登岸，加入一个探险队，骑着骆驼穿越撒哈拉大沙漠，长途跋涉5000多公里，前往毛里求斯调查疫情。

在3个月的考察中，罗斯进一步证实了疟疾是通过蚊子传播的。当某些种类的蚊子叮咬受疟原虫感染的人体时，寄生在人类血液细胞中的疟原虫就随血液进入蚊子体内。疟原虫经过几个发展阶段后，最终寄生于蚊子的唾腺中。当受感染的蚊子再次叮咬人体时，疟原虫就由蚊子的唾腺进入人体。

罗斯迫不及待地将他的新发现写信告知曼森和拉弗朗，又通过曼森向英国医师协会宣布了这个研究成果。同时，为了防止疟疾的流行，罗斯建议当地政府部门改善公共卫生系统，铲除蚊子的滋生地。毛里求斯当局接受了罗斯的建议，开展大规模的灭蚊行动。疟疾的发病率明显下降！

19世纪初，美国人正忙于修建巴拿马运河。由于疟疾肆虐，大批修建运河的工人病倒，严重影响了施工进度。他们按照罗斯的办法，着手消灭蚊子，结果使运河区的疟疾几乎绝迹，工程得以顺利完成。

1902年，罗斯获得诺贝尔生理学或医学奖。颁奖词写道："他关于疟疾的工作阐明了致疟生物进入机体的机制，为研究和成功战胜疟疾打下了基础。"

（执笔：王锦辉）

超级传播者"伤寒玛丽"

在美国曾经有这样一名厨师，她走到哪里，哪里就出现伤寒。这个人叫玛丽·梅伦，1869年出生于爱尔兰，15岁时移民美国。一次偶然的经历，她发现自己很有烹调天赋，于是选择了当厨师。没想到她在赚取高薪的同时，也开始了传播伤寒的恐怖旅程。

致命病源初露端倪

1906年，一起不同寻常的伤寒聚集性病例出现在位于北美洲东海岸边的纽约长岛牡蛎湾。

牡蛎湾风光秀丽，一直是纽约著名的休养地、权贵富人的后花园。这年一个悠闲的夏日，著名银行家沃伦带着家人去岛上度假，邀请玛丽一同前往为他们做饭。沃伦租下一座豪华别墅，一家人尽情享受着度假的快乐时光。

谁也没想到，不幸的事接踵而来。8月底，沃伦的一个女儿最先感染伤寒。接着，沃伦夫人、两个女佣、园丁和另一个女儿相继感染。他们消夏的房子住了11个人，其中就有6个人感染伤寒。

伤寒，是伤寒沙门氏菌导致的传染病，通常经由被污染的食物或水源传播，致死率在10%左右。这种聚集性病例在当时并不罕见。1906年正是美国伤寒大流行的灾年，离纽约不远的费城共有9712人感染；而纽约的疫情同样严峻，共有3467人感染，死亡人数高达639人。可以说，伤寒是当时最可怕、传播最广的疾病之一。

然而，蹊跷之处在于——牡蛎湾此前从未暴发过伤寒。

伤寒病菌钟爱的是城中环境脏乱差的贫民窟，或是逼仄拥挤的公寓楼。那里挤满了处于社会底层的打工者、外来移民、乞丐与罪犯，污水横流，垃圾堆积，鼠虫横行，是病菌滋生的最佳温床。

相反，沃伦一家所住的别墅宽敞、干净、整洁，被佣人上上下下打扫得一尘不染，按说伤寒这种"穷人病"很难染指这里。

要是不查明病菌来源，恐怕别墅再也租不出去了。别墅的主人深为焦虑，他想方设法找到了有处理伤寒疫情经验的专家乔治·索帕前来调查病因。经过逐一排查，别墅中所有食物和水源均未发现病菌。索帕猜想，也许是家中有人将病菌带进来的。

很快，厨师玛丽引起了索帕的注意。玛丽是来自北爱尔兰的移民，为不少富人家庭当过厨师。索帕调查发现，玛丽之前工作过的7个家庭，无一例外都曾发生过伤寒疫情，共有22人患病，其中一个女孩死亡。似乎玛丽走到哪里，幽灵般的伤寒就跟到哪里，几乎无一例外。

可是，如果玛丽真的是病菌携带者，那么她是如何传染给他人的呢？索帕猜想：作为厨师，食物是最有可能的传播途径，可是高温烹煮足以杀死病菌。问题出在哪里呢？

直到他发现，玛丽有一道拿手的甜点——冰激凌配鲜切水蜜桃，这是道冷餐美食，是直接用手制作的。更何况，如同那个时代的大部分人一样，玛丽上完厕所从不洗手，所以病菌非常有可能通过这道甜点传播。

一切线索都指向玛丽，她很可能就是那个传播伤寒的人。但令人疑惑的是——玛丽本人非常健康，从未患过伤寒。在那个时代，身体健康的病菌携带者是闻所未闻的。索帕需要搜集更多的证据。

强制隔离重获自由

1907年，纽约有3000人感染了伤寒，索帕的忧虑更重了。他找到玛丽，要求她提供血液与粪便样本以供检测。

没想到的是，玛丽竟然大发雷霆。当年玛丽38岁，正值壮年，高大的身材，有着男人般强健的体魄。与强壮体魄相称的，还有暴躁的脾气和固执的性格。她抄起一把烤肉叉，二话不说就向索帕冲过去。索帕被吓得夺门而出，跌跌撞撞地逃到人行道上，玛丽才作罢。

受到惊吓的索帕意识到"无法用理智与平和的方式与她打交道"，只好求助纽约卫生局与警察。

这时，玛丽即将到下一个家庭就职，为了不让感染范围扩大，警察决定对她实施逮捕。

那天早上，一名卫生局官员带着3名警察来到玛丽所居住的地下室门口。玛丽一开门看见是他们，立即试图把门关上。

不过，一名警察迅速把脚卡在门缝里。见状，玛丽掉头跑进厨房，然后如同幽灵一般消失不见了。警察进屋后，把屋子翻了个底朝天，也没发现玛丽的身影。

这时，一名警察从后窗看出去，发现通往邻居家的围墙下放着一把椅子，而雪地上有一串脚印。他们立刻到邻居家进行搜查，同样一无所获。这时，玛丽已经消失了三个小时，正当他们准备放弃搜查时，突然瞥到壁橱门上夹着一块小小的格纹布料。壁橱门后，堆放着好几个垃圾桶，在那里，他们找到了玛丽。

她奋力挣扎抵抗，不停地破口大骂。警察只好把她强制送往医院。

在医院，玛丽被囚禁起来，每周提供三次粪便样本。不出所料，绝大部分样本都检测出伤寒病菌。

后来，玛丽被送往北兄弟岛，关进一座平房里隔离，身边仅有一只猎狐犬陪伴。"我这辈子从来没有得过伤寒，一直都很健康。"玛丽愤怒地在日记里写道："为什么我要像麻风病患者一样被驱逐，被迫单独囚禁？"

在玛丽看来，她被驱逐与囚禁都是出于人们对她的歧视。这个说法看似不无道理。当时大批爱尔兰移民涌入纽约，他们贫穷、肮脏，往往被视为带来疾病的人。况且，玛丽实际上并没有犯下任何罪行，她的囚禁也从未经过法院的审判。

两年后，她起诉了纽约卫生局，要求重获自由。1909年6月，纽约媒体刊出一篇有关玛丽的长篇报道，文章十分煽情。还没有认识到伤寒病菌危害性的公众开始同情玛丽，纷纷指控卫生部门侵犯人权。

在这种情况下，1910年2月，当地卫生局与玛丽达成和解，解除对她的隔离，条件是她今后不得再当厨师，且每隔3个月须向卫生局报告一次。但不久之后，重获自由的玛丽就消失在公众视野中……

隐姓埋名再度传疫

1915年，就在大家几乎把玛丽遗忘的时候，纽约曼哈顿一家医院再次出现伤寒疫情，包括医护人员在内的25人被感染，2人死亡。索帕在医院的厨房里再次发现了玛丽，此时的她已经改名为玛丽·布朗。原来，玛丽不甘放弃高薪的厨师职业，已经重操旧业。

这次，公众不再同情玛丽，取而代之的是愤怒与指责。甚至有人直言：玛丽的行为简直是二级谋杀。当时的报纸上刊登了这样一幅漫画：玛丽正在锅中烹煮着一个个骷髅头。

自觉理亏的玛丽老老实实地回到了之前隔离的小岛上。医生对她使用了几乎所有可以治疗伤寒的药物，但丝毫没有效果。后来，玛丽逐渐了解了一些传染病的知识，积极配合医院的工作，还成了医院实验室的义工。1938年，69岁的玛丽死于中风并发的肺炎。尸检发现，她的胆囊中仍有大量活体伤寒病菌。就这样，从1906年起算，伤寒病菌一直顽强地存活于玛丽体内，整整32年。

玛丽的遭遇引起了有关个人权利和公共健康权利的大争论，加上玛丽富有戏剧色彩的反抗经历，使得这场争论更加引人注目。争论的结果是，大多数人认为应该保证公众的健康权利。美国总统因此被授权可以在必要的情况下宣布对某个疫病区进行隔离。这一权力至今有效。

（执笔：丁洁）

一战中的"瘟疫之船"

1914年6月28日，奥匈帝国皇储斐迪南大公夫妇在萨拉热窝被刺杀，点燃了第一次世界大战的导火索。战争进行到1918年3月，德军发动"米夏埃尔行动"，攻势猛烈，英法联军被迫步步后退。危急关头，已经宣布参战的美国决定出兵欧洲，不断增派士兵补充到法国前线。对于英法等协约国而言，来自美国的援兵犹如雪中送炭，是打败德国的希望。不料，美国大兵带来的不仅是坚船利炮，还有更为致命的流感病毒。这场流感沿着海运航线，开始了向全世界的传播。

乘船远航的病毒

1918年初，美国第二大新兵训练营福特·雷里军营发生了一场流感。当时，这种病的症状并不严重，死亡率似乎也不高，没有引起人们的足够重视。

3月，25艘满载士兵的军舰从美国出发，驶向大西洋另一端的欧洲。谁能想到，就在这批援军身上，携带着比战争更危险的杀器——流感病毒。

在前线拥挤的战壕中，流感病毒开始大肆扩散。5月下旬，法国一个1018人的兵站中，竟然有688人染病入院，其中49人死亡，死亡率达5%。和炮弹不同，病毒的攻击不分国界，不分敌我。一度在战场上取得优势的德军，也因为流感造成减员，不得不数次推迟总攻时间。

瘟疫随着轮船的航行不断扩散，一路播撒死亡的种子……

6月，货船"埃克塞特城市号"从英国驶往美国。到达费城码头时，大量患流感的船员被直接送到医院，而后接二连三地死去。

8月，英国皇家海军军舰"曼图亚号"抵达塞拉利昂补充燃料，200多名患流感的船员将疫病传给了当地人。同月，另一艘海军运输舰"切普斯托城堡号"同样在这里停留，3周后，船上1150人中，很多人因流感死亡，死亡率达到骇人的38%。

商船和运输船还将病毒带到远东，印度、中国都出现了大量的感染病例。其中，印度还成为全世界疫情最惨烈的地区之一。

更可怕的是，没隔多久，流感病毒就发生了变异，变得更加凶险。

变异病毒随船重返美国

1918年9月初，一艘美国军舰将变异后的流感病毒重新带回美国。

最初是费城海军基地的2名水兵病死。但费城政府卫生部门安慰民众，"这只是普通的传染病"，当地媒体也表示"这次流感不过是给'老毛病'起的新名字，没什么大不了的"。

9月28日，费城举行史上最大规模的支持战争游行，几十万人拥挤在一起。3天后，费城31家医院病人爆满，仅10月1日一天就有117人死亡。10月3日，为了将疾病的传播降到最低，政府要求所有的学校停课，教堂停止礼拜活动，娱乐场所关门停业。至10月5日整整一周内，有2600人死于流感或其并发症。第二个星期，流感患病人数达到几十万，死亡人数超过4500人。10月10日是费城最为悲惨的一天，那天共有759人死于流感。牧师在街道上来回奔走，为垂死的人祷告，医疗机构的车辆也不断运送尸体，甚至连棺材都成为稀缺品，一不注意就可能被别人偷走。

"大海兽号"成死亡之船

1918年9月29日，美国再次派出一批军舰，从新泽西出发奔赴欧洲。普遍超载50%的军舰上，挤满了士兵。其中一艘名为"大海兽号"的军舰，载着9000多名士兵及约200名军医和护士前往布雷斯特港。

拥挤的"大海兽号"刚启程，就有士兵因流感病倒。第二天一早，军舰医务室挤满患病的官兵。仅仅过了3天，就有700多人感染，其中1人死亡。拥挤的空间加剧了人员的交叉感染，船上临时病区一再扩大，死亡人数越来越多。渐渐地，很多医生和护士也被感染，如何治疗和照顾患病的官兵成为一个严峻的问题。不少病人严重流鼻血，污秽沾在衣服上，病区内到处都是鲜血，很多人都在呻吟、哭泣，看上去简直就是一幅世界末日的场景！"大海兽号"渐渐成为一艘"死亡之船"。

华盛顿方面得到消息后，对"大海兽号"上的情况进行了评估，大多数人认为疫情严重，应该返航。然而，高级将领们认为，一旦西线兵员补充不上，整条战线就有可能崩溃，为了将协约国的战争打下去，只能不惜一切代价向法国运兵。"大海兽号"只好按原定计划继续驶往法国。

10月8日，这艘"死亡之船"终于抵达目的地法国布雷斯特港，此时，船上已有2000多人感染流感，80人患病死亡后被海葬。早已待命的军方救护船迅速驶来接走病人，但是船上还有280名病人由于过于虚弱无法移动，一些护士留下来照顾他们，直至最后1名病人被转移上岸。上岸后，有许多病人因病情加重死亡，其中第57先遣团就有大约200名官兵死在法国医院，被安葬在布雷斯特美军公墓。

那个时代，水运是远距离大批量运输的主要手段。船舶在将旅客和货物带到世界各地的同时，还带去了病毒。长距离的航行、相对封闭的空间和较差的卫生条件，让随船携带的病毒有充足的机会传播并暴发。许多船只在航行途中，就已经成为名副其实的"瘟疫之船"。从1918年到1920年，"杀人"流感沿着海运航线，通过病毒携带者向全球传播，横扫北美洲、欧洲、亚洲、南美洲和南太平洋，造成极为严重的病亡。根据最保守的估计，它导致全球死亡人数至少有2000万人。

（执笔：丁洁）

大流感中的名人政要

1918年到1920年间，一场致命的流行性感冒像秋风扫落叶般，席卷世界各地，先后感染了5亿人，几乎没有一个国家能逃脱它的魔爪，就连北极的孤岛都受到冲击。这场大流感，夺去了超过2000万人的生命，许多名人政要也纷纷中招。

被流感击倒的各国政要

雅科夫·米哈伊诺维奇·斯维尔德洛夫，列宁的亲密战友。他在俄国十月革命成功后任全俄罗斯苏维埃代表大会中央执行委员会主席，是苏俄第一个名义上的国家元首。1918年8月30日，列宁遇刺负伤后，斯维尔德洛夫代为主持人民委员会一切事务。1919年初，他频繁参加一些地方苏维埃代表大会和党代表会议，其间被流感病毒传染。3月7日回到莫斯科时，他的体温已高达39℃，但仍没有放下手头的工作。10日，他的病情开始加重，16日病情急剧恶化，这名年仅33岁的苏俄领导人就这样英年早逝。

罗德里格斯·阿尔维斯，巴西政治家。他于1902年首次当选巴西总统，执政期间，对首都里约热内卢进行了大量的改建和美化，使城市公共卫生彻底改观。1918年3月，阿尔维斯以超过99%的得票率再度当选总统，并计划于11月15日宣誓就职。但就在此时，他染上了流感，一病不起。身体虚弱的阿尔维斯无法如期上任，只能由竞选伙伴德尔芬·莫雷拉任代总统。但后者也重病缠身，最后不得不由交通和公共工程部部长德·梅洛·佛朗哥执掌权柄。1919年1月16日，阿尔维斯最终因流感去世。

有同样遭遇的还有南非联邦首任总理路易斯·博塔。他曾被英国首相丘吉尔称为"一生中认识的三位最著名将军之一"。博塔在1919年大部分时候都感到疲劳和心脏不适，但这种身体异常状况并没有引起他的警惕。8月27日凌晨，博塔死于流感导致的心力衰竭。

与死神擦肩而过的巴黎和会三巨头

1919年1月18日至6月28日，一战中获胜的协约国集团召开缔结和约的巴黎和会。英国首相劳合·乔治、美国总统托马斯·伍德罗·威尔逊以及法国总理乔治·克里孟梭成为和会的主宰，被称为"巴黎和会三巨头"。他们在1918年至1919年的流感中也不幸中招。

1918年9月12日，乔治来到曼彻斯特市阿尔伯特广场，接见大批士兵和兵工厂工人。当天晚上，他出现了咽痛和发烧等症状，随后被确诊染上了流感。接下来的11天，乔治住在曼彻斯特市政厅的临时病房接受治疗。他一度病得非常重，只能靠呼吸机帮助呼吸，生命垂危。为避免影响英国军民的士气，英国政府对外隐瞒了首相感染流感的真相。幸好最后，乔治挺了过来，身体逐渐康复。

威尔逊在1919年4月3日的一场会议期间突然发病，他告诉医生："我感到非常难受。"经过几天治疗，威尔逊的病情慢慢得到缓解。白宫方面告诉媒体"总统只是感冒了"。但接下来的几个月，威尔逊的健康状况一直不佳，精神状态极差。有人评论说，"威尔逊的神经和精神在巴黎和会中期崩溃了""准确地讲是在谈判的紧要关头，流感至少耗尽了他的精力和专注力"。原本威尔逊坚持不同意在合约中过分削弱德国，而法国和意大利坚持严惩，最终饱受流感折磨的威尔逊只好妥协，签下《凡尔赛和约》。这一条约对德国极为严苛，加剧了该国的经济困难，催生了纳粹的兴起与上台，从而间接导致了第二次世界大战的爆发。

1918年，77岁的克里孟梭也被流感传染。不过这个外号叫"法兰西之虎"的年迈总理竟然很轻松地战胜了疾病，这不得不说是个奇迹。

"魔爪"中挣扎的艺术家们

在这场巨大的灾难中，艺术家们命运迥异。有人幸运逃脱了流感的魔爪，有人却被永远埋葬在了1918年。

卡夫卡，奥地利小说家，欧洲著名的表现主义作家。1918年10月14日，曾于前一年被确诊患有肺结核的卡夫卡突然病情加重。他感到呼吸急促，同时伴有剧烈的咳嗽。医生来给卡夫卡测体温，发现他高烧已经超过40℃。随后卡夫卡被确诊患上了流感。不久他的肺部出现了炎症，咯血长达一周，随时都有器官衰竭的可能。

幸运的是，卡夫卡在家中得到了精心的护理。父亲为他布置了更为舒适的卧室，还千方百计为他准备更加营养的饭菜，无畏的女佣为他细致地清扫房间。私人医生每天都给他开具病情报告，并对症下药。本已身患肺结核的卡夫卡最终从流感中坚强地挺了过来，并且在此期间也没有传染给其他人。

席勒，20世纪初杰出的奥地利画家。作为艺术家，席勒极具才华，具有优异的图像处理能力，对颜色有独到的感知力。然而，他的身体并不强健，无法与凶猛的流感抗衡。

1918年10月18日，席勒的妻子伊迪丝患上了流感，随后出现肺炎症状。此时，她已经怀孕6个月，席勒一直忙前忙后地照顾，直到28日，伊迪丝去世。其间，为避免传染，席勒采用了一切他能想到的隔离措施。但因为身体本就虚弱，他还是不幸染上流感，最终于10月31日死在了希特辛格大街的岳母家。

凯瑟琳·安妮·波特是美国一位颇负盛名的文学家。1918年，她在丹佛的《落基山新闻报》当记者和艺术评论员期间感染上流感，不得不辞职。幸运的是，同时患有支气管炎的她竟然康复了，但头发却永远变白了。不甘心被命运蹂躏的波特开始新的写作，从1922年起，短篇小说《玛丽亚·孔塞普西翁》、短篇小说集《开花的犹太树和其他的故事》、长篇小说《愚人船》等相继出版。1966年，波特获得普利策奖。

（执笔：丁洁）

揭开大流感病毒的神秘面纱

　　1918年，一种被称作"大流感"的瘟疫像幽灵一样游荡在世界的每一个角落。这场持续两年之久的流感，至少感染了5亿人，造成2000万以上的人死亡。这到底是什么样的病毒，为什么如此致命？不少研究人员锲而不舍地追寻这些问题的答案。直到1997年，经过半个多世纪的深入研究，这一病毒的神秘面纱才被缓缓揭开。

餐桌上的偶然启发

　　1950年1月，25岁的瑞典人胡尔廷作为访问学者，像往常一样在美国艾奥瓦大学进行生物学研究。一天中午，胡尔廷被微生物系主任波特和国立布鲁克黑文实验所著名病毒学家黑尔邀请共进午餐。席间，黑尔谈到有关1918年大流感时，说："我们已经做了每一件能阐明那次流感原因的事情，但仍不知道它是如何产生的。只有一件事还未做到，那就是到地球的最北面，从永久冻土层中找出可能含有流感病毒的保存完好的尸体。"

黑尔话音未落，胡尔廷就呆住了，他觉得自己就是胜任这一工作的最佳人选。他从小生活在瑞典，爱好探险，知道如何寻找永久冻土层；他熟知当地的人文地理，了解如何找到终年积雪中的小小居民点，明白如何才能获得家属的同意挖掘尸体；他有着强大的专业背景，懂得获取和保存组织样本的方法，以及如何在实验室里培养病毒……

午餐一结束，激动的胡尔廷就开始查阅军方资料，仔细研究阿拉斯加冻土层的情况，以及历年来地面温度与空气温度的情况。最后，确定了3处可能埋有因流感致死者尸体且有冻土层的地方，分别是阿拉斯加州的诺姆、威尔斯和布雷维格。

胡尔廷决定带领艾奥瓦大学的病毒学家麦基和杰克雷顿前去找寻。他们带着装有干冰的大口保温瓶，以保证样本处于冷冻状态。

艰难的找寻挖掘

三人先到达阿拉斯加州的费尔班克斯。决定以胡尔廷为先导，乘轻型飞机飞往那3处有永久冻土层的地方。如果他找到了保存完好的尸体，就拍电报给其他同伴。

费尔班克斯的天气并不作美，他们刚到，天就开始下雨了。这种天气，轻型飞机根本无法降落在海滩上，他们只能等待雨停。一天早晨，出现了新问题。他们原打算用来保存尸体组织的干冰开始蒸发了，而在当地想得到干冰是很困难的。大家一筹莫展之际，胡尔廷突然想出了办法：二氧化碳灭火器中喷出来的白雾不就是干冰嘛！他们高兴地大叫起来，立即找到相关的商店，买了6只灭火器，问题解决了。足两周后，天终于放晴，胡尔廷只身出发了。他首先去了诺姆，这是个港口城市，也是大流感在阿拉斯加首先暴发的地方。那里有永久冻土层，有路德教派的传教区，有病人详细的死亡记录，还有在1918年秋天埋葬因流感致死者的公墓。至少从材料上看，一切都符合要求。

但当胡尔廷看到公墓时，他失望了。诺姆城中有一条河流，在1918年大流感过后的30多年间，河流改道，与墓地离得很近，这里的土地已不太可能处于冰冻状态了。胡尔廷只能换个地方。他动身前往第二站——一座名为威尔斯的小城。但当胡尔廷到达威尔斯时，看到曾是陆地的土地已变成靠近海滩的山崖，显然这里也没有永久冻土层了。

他只好去最后一个地方——布雷维格，这里是他找到大流感病死者冰冻尸体的最后机会了。胡尔廷先是迫不及待地去看了布雷维格的墓地，兴奋起来：终于找到了一块可能有永久冻土层的地方。

于是他向传教士奥蒂斯·李求助，经过苦口婆心的解释，村民们最后同意让胡尔廷挖掘墓地。

胡尔廷开始工作。但他发现，土地又硬又韧，用锄和铁锹去挖冻土，根本没有什么进展，也找不到另外的人帮忙。要想挖掘，只能把土地加热，让它逐渐融化。

他找来木头和树枝燃起火堆。经过烘烤，土地变软了，胡尔廷能向下挖5厘米。他再次点起火，又可以挖5厘米……这时另一个问题出现了。坑挖得越深，可燃气体越少，而且由于火堆加热，坑的四周逐渐融化，泥土也不断塌陷。这样，火堆燃烧就变得越来越困难了。

胡尔廷不屈不挠，不断向下挖坑。他充分利用北方夏天的通宵亮光，一天工作16小时到18小时。4天后，他终于挖到了一具流感致死者的尸体。胡尔廷意识到，是通知费尔班克斯同伴的时候了。

2天后，同伴们来了。他们又花了两天半的时间挖出4具尸体。为了取出肺组织样本，他们用钳子剪断肋骨，打开胸腔找到肺组织。由于受到样本容器容积的限制，他们对每叶肺只取了5厘米见方的样本，放进保温瓶中，并从灭火器中喷出干冰，冷冻样本。随后立即返回艾奥瓦大学。

因为路途实在太遥远，从阿拉斯加返回艾奥瓦大学期间，他们乘坐的螺旋桨飞机不得不多次停下来加油。在每次停留期间，胡尔廷都会跑到机舱外面，使用灭火器让肺部样本保持冷冻状态。

锲而不舍最终揭秘

回到艾奥瓦州后，胡尔廷试图将肺组织注入鸡蛋中，让病毒复苏生长。然而事与愿违，尽管胡尔廷一行人付出了巨大的努力，但没有在肺组织中找到任何可以用于实验的毒株。

一次次的实验都无果而终，一年年的艰辛探索都没有定论。胡尔廷不得不暂时中断了流感的研究，但他却一直关注着相关研究的进展。

直到46年后，胡尔廷才有了再一次寻找病毒的机会。1997年，他看到分子病理学家陶本伯格等人在《科学》杂志上发表的一篇文章。在文章中，陶本伯格及其团队描述了他们对1918年病毒基因组部分序列进行测序的初步工作。DNA是双链的，它决定了几乎所有生物的基本遗传特征，但流感病毒的基因组由单链RNA组成。陶本伯格的研究小组成功地从肺组织中提取了1918年病毒的RNA，该组织取自彼时驻扎在南卡罗来纳州杰克逊堡的一名21岁的美国军人。他于1918年9月20日被送入营地医院，确诊流感6天后就去世了，他的肺组织样本被保存起来供以后研究。

陶本伯格研究小组从肺组织中测序出9个病毒RNA片段，他们声称1918年病毒是一种新型的甲型H1N1流感病毒，属于人类和猪的一个病毒亚组。但是9个病毒RNA片段并不能代表整个1918年病毒基因组的完整序列。

看完陶本伯格的文章后，胡尔廷受到启发，决定再次提取1918年的病毒。胡尔廷给陶本伯格写了一封信，询问他是否对布雷维格的病毒受害者肺组织感兴趣。陶本伯格给予了热情而肯定的回答。一周后，72岁的胡尔廷飞往布雷维格。经过5天的挖掘，他终于从7英尺（约2.13米）深的冻土中挖出了一具保存完整的因流感去世的女尸。

胡尔廷取得了她的肺部组织，放入保存液中，然后交给陶本伯格和他的团队。10天后，胡尔廷接到了陶本伯格的电话——他们成功提取到了1918年大流感病毒基因组的完整序列。胡尔廷的锲而不舍，让萦绕了半个多世纪的谜团得以解开。

2009年美国暴发了一场大规模的甲型H1N1疫情，并蔓延到214个国家和地区，导致近20万人死亡。后来有专家推测，这次疫情与1918年大流感的病毒具有同源性。病毒如同魔鬼，经过不断地变身、进化，依然存在人世间，而人类与它斗争的步伐也从未停止。

（执笔：丁洁）

轮椅上的美国总统

　　富兰克林·罗斯福是美国人公认的伟大的总统之一。他带领美国度过20世纪两个艰难时期：经济大萧条及第二次世界大战，也是美国唯一连任4届的总统。与众不同的是，他39岁时因患脊髓灰质炎（即小儿麻痹症）而瘫痪，但并没有向命运低头，12年后终于当选总统。患病后的罗斯福，一直致力于帮助脊髓灰质炎患者康复，并大力推动相关疫苗的研发工作。可以说，他不仅把自己从轮椅上举起，也为更多相同的患者带来福音，更为重要的是将整个国家从苦难中解放出来。

突然遭遇横祸

　　1919年，罗斯福为总统威尔逊的国际联盟计划奔走游说，结果导致他自己竞选副总统失败。1920年8月，38岁的罗斯福辞去海军部助理部长的职务，暂时退出政坛。

　　罗斯福回到家中度过了一段自由自在的时光。他一面积蓄力量，准备东山再起；一面重操旧业，在华尔街开设了一家律师事务所；同时他还被聘为某信托公司的经理，年薪高达2.5万美元。

可是，天有不测风云，就在罗斯福感到事业都很顺利，生活还算满意的时候，一场无妄之灾突然降临了。

1921年8月初，罗斯福驾驶一艘豪华游艇，带全家去坎波贝洛度假。因有大雾，游艇绕了很多弯路，到达目的地时，他已经筋疲力尽。第二天捕鱼的时候，他又不小心掉进海里。虽然是夏天，但依然冻得浑身发抖，身体非常虚弱。

8月10日，罗斯福又带着全家人乘一艘小帆船到坎波贝洛附近的小岛上去游玩。他和孩子们一同游泳、钓鱼、野餐，玩得很开心。回家途中，14岁的大儿子詹姆士发现旁边一个小岛上冒出一缕青烟，于是指给大家看。罗斯福抬眼望去，说道："是林火！大家快做好救火准备。"接着掉转船头，上岸救火。他们手执铁铲和浸水的坐垫冲向火堆。经过两个多小时的奋战，火势终于被控制住了。

灭火战斗结束后，人人都汗流浃背，一身灰尘。罗斯福建议去附近的格伦塞文湖游泳。尽管非常疲惫，大家还是走了2英里路。一到湖边，他就跳进水里，不料湖水冰凉刺骨，似乎没有得到平时游泳的乐趣，罗斯福吃了一惊。上岸后他觉得两腿肌肉酸痛，浑身僵硬。回到家里，他身上开始发烫。妻子埃莉诺发现罗斯福起来上厕所是弯着腰、一步步慢慢挪过去的，便赶紧请来乡村医生。

初诊为重感冒。但接下来病情的发展让医生也无法确切诊断了——罗斯福从头疼扩展到全身疼，左腿软弱无力。第三天，肩部、手臂麻木和疼痛的感觉同时出现，显然病情恶化得很快。家人急忙请来费城名医基恩，诊断为风瘫症，但不排除小儿麻痹症的可能。

因小儿麻痹症以儿童为多发病群，对一个壮年人来说比较少见，所以医生更倾向于患风瘫症的判断。

罗斯福每天都在与病魔斗争。他的两条腿逐渐完全不能动，瘫痪的症状开始向上蔓延，双臂也不能动，不久胸部以下的肌肉都开始麻木。接着，膀胱也出了问题。他的舅舅把波士顿的小儿麻痹症专家洛维特大夫请到坎波贝洛来。检查后，洛维特大夫脸色沉重地说："我的临床经验告诉我，先生毫无疑问是患了小儿麻痹症。"大夫说得很肯定，几乎不容置疑。罗斯福脸上露出绝望的表情。沉默片刻后，他缓过神来，苦笑了一下说："还真是如此，上帝给了一个最坏的结果。"

正值39岁盛年，却患上小儿麻痹症，对于有着很大政治抱负的罗斯福来说，没有比这一打击更沉重的了。

坚强面对疾病

幸运的是，罗斯福的病情没有继续扩散，逐渐趋于稳定。他以惊人的毅力和顽强的精神，忍受着身体的疼痛，不怕反复摔跌，开始进行康复训练，练习撑着拐杖行走。他还让家人在住宅院中修建了游泳池，坚持练习游泳，乐观地说："水使我落得这般田地，水又使我恢复力量。"

一天，罗斯福告诉家人说，他发明了一种上楼梯的方法，要表演给大家看。罗斯福先用手臂的力量把身体撑起来，挪到台阶上，然后再把腿拖上去，就这样一个台阶一个台阶艰难缓慢地爬上楼去。他的母亲阻止道："你这样在地上拖来拖去，给别人看见了多难看！"

罗斯福坚定地说:"我必须面对自己的耻辱!"

为了重新学会走路,罗斯福让人在家里的草坪上架起两根高低不同的横杠。每天连续几个小时,他不停地在这两条杠子中间来回挪动身体。他还让人在床正上方的天花板上安了一副"吊环",每天甩动吊环来练臂力,以保持上身健壮的外形。

1922年春,罗斯福第一次戴上用皮革和钢制成的架子。借助这副架子和拐棍,他可以从腰部下面甩动双腿,凭借身体和手臂的运动,一点儿一点儿地移动,有时还能停下来"站立"着讲话。他每天坚持这样做,争取比前一天多"走"几步。春末,罗斯福已经可以来到楼下,在地板上逗孩子玩,或在图书馆的沙发上接待客人了。

后来,罗斯福开始锻炼使用轮椅"行走"。几百次、几千次的跌倒后,他选择坚强地爬起来,继续投入训练。最终,罗斯福学会熟练地操作轮椅,从此有了自己的代步工具。

造福小儿麻痹症患者

1924年,在医生的建议下,他抱着试一试的心态来到佐治亚州西南部的佐治亚温泉疗养。此温泉年久失修,平日很少有人光顾。经过短短6个星期的温泉治疗,罗斯福双腿增加的力量超过了过去3年。罗斯福惊喜万分,感觉到温泉对医治小儿麻痹症的神奇作用,便萌发了建设一个非营利性质的小儿麻痹症患者水疗中心的念头。

罗斯福生病后,虽然还继续从事证券买卖活动,但投资并不顺利,经济情况一度不太好,不得不在1925年向安德逊美术馆出售了一些海军藏画和舰船模型。但是他依然决心要把温泉医疗中心办起来。1926年，他计划购买温泉原有的旅馆、游泳池，以及1200英亩（约486公顷）山地，共需要花费19.5万美元。他的母亲虽然有钱，但拒绝出钱让儿子来办这种"没有意义"的事。直到1927年，罗斯福同父异母的兄长去世，留下一笔遗产，他的计划才得以实现。

为了更好地帮助脊髓灰质炎患者恢复健康，罗斯福还成立了非营利性的佐治亚温泉基金会，专门帮助全国各地的脊髓灰质炎患者。罗斯福亲任基金会主席，还聘请著名矫形外科医生哈帕德博士进行医疗指导工作。不出几年，成效卓著，温泉成了小儿麻痹症患者的乐园，到那里去的人都跟罗斯福一样，忘记了自己的痛苦，心里充满了希望、欢乐和勇气。有人把这里形容为"笑声震天的地方"。

1932年11月，罗斯福作为美国民主党总统候选人参加竞选。他的政敌们经常用身体上的残疾来攻击他。罗斯福自信地回击："一个州长不一定是一个杂技演员。我们选他并不是因为他能做前滚翻或后滚翻。他干的是脑力劳动，是想方设法为人民造福。"1933年，他以绝对优势击败胡佛当选总统。

1938年，罗斯福推动成立了美国国家小儿麻痹症基金会，用于救治患者，并为疫苗的研制提供研究资金。基金会一方面发动了一个"为几十美分而走"的全国性募捐运动，结果获得空前的成功。全美学童踊跃参加，纷纷寄上他们的零钱，白宫每日收到的信件从平常的5000封左右增加到15万封之多。第一批180万美元的捐款里，有26.8万元都是由一分一分的硬币累积出来的。另一方面，基金会又借助各类明星的力量发动募捐，一段时期内，每年都能筹集到超过2000万美元。在基金会的扶持下，脊髓灰质炎疫苗终于研发成功，小儿麻痹症这一可怕的疾病得到了根本控制。

　　罗斯福以积极乐观、坚忍不拔的意志对抗脊髓灰质炎的故事，深深影响了几代美国人。他上任之后，积极推行以救济、改革和复兴为主要内容的"罗斯福新政"，成功地将美国从经济危机中救出，并带领美国人民投入到世界反法西斯战争中。在对美国中小学生开展的"你最喜欢的人"调查中，罗斯福甚至比上帝的票数还要高，可见他的影响之大。

（执笔：丁洁）

白求恩战胜肺结核

20世纪20年代，肺结核还是一种绝症。鲜为人知的是，在中国家喻户晓的加拿大医生白求恩，也曾患过这种传染病，在鬼门关里逃过一劫。

不幸感染肺结核

1924年秋，34岁的白求恩从加拿大移居到美国底特律市行医，并被聘为底特律医学院的药物学讲师。在别人眼中，他工作顺利，生活美满，人生道路一片光明。

不料，1926年夏，不幸的事情发生了。一连几天，白求恩感到胸腔憋闷，咳嗽得厉害，甚至吐出的痰中带有血丝。经医院X光检查发现，白求恩的左肺上有几块清晰的阴影。很明显，他患上了一种可怕的传染病——肺结核。严酷的现实摆在他的面前：当时，对于肺结核还没有有效治疗的药物，患这种病等于被判了死刑。

这年10月，白求恩决定返回家乡，到加拿大格雷文赫斯特的卡利多疗养院治疗，甚至准备就此平静地度过余生。但一个多月后，美国特鲁多疗养院希望他前往治疗的一封来信，燃起了白求恩新生的希望。位于美国纽约州北部有近20年历史的特鲁多疗养院，以"静养疗法"治疗肺结核享誉医学界。12月，白求恩转入特鲁多疗养院。1927年5月底，他感觉病情有所好转，就返回底特律市继续行医，后因病情恶化，又不得不返回特鲁多疗养院。

那段时间，白求恩经受了结核病的百般折磨。为排遣病痛，他在病房里创作了9幅壁画，题为《一个肺结核患者的历程——一幕九场的痛苦的戏剧》。在这些画作里，白求恩把肺结核病菌描绘成一种类似蝙蝠的动物。

第一幅画是人出生前的样子。他把子宫画成一个黑暗的洞窟，胎儿受到蝙蝠的袭击。白求恩感叹地配上这样的诗句："哦，新来者，我们的主人公，胚胎之时即遇险，结核蝙蝠如血染……"

后面的几幅画则描绘了出生后、童年和成人阶段的画面。其中，第五幅画显示他跌入绝望的深渊，大批蝙蝠追赶过来。峡谷底部是一条代表血流的暗红色河流。

最后一幅壁画显示白求恩被死神抱在怀中，面前是他和同房病友的5座墓碑。图下配有诗文："亲爱的死神啊，你这仁慈无比的天使，在你温柔的怀抱里，请让我与世长辞。天空出现明亮的繁星，烈日早已无光，我演完短短一幕，无聊的戏从此收场。"

勇于尝试新疗法

作为一名医生，白求恩并没有屈服于病魔。住院期间，他积极配合治疗，广泛阅读医学方面书刊。有一次，他偶然读到美国著名胸外科医生约翰·亚历山大的《肺结核外科疗法》，其中详细介绍了作者首创的"人工气胸疗法"，这给了他很大启发。

人工气胸疗法具有一定危险性，需要人为地切开胸腔造成气胸，大气挤压使肺回缩，体积缩小。这样，肺结核灶内的脓液等物质就会排出并愈合，等到肺空洞基本愈合，再抽出胸腔里的气体，合上胸腔。在那个年代，这种做法曾被一些国家采用。

白求恩找到特鲁多疗养院的医生，要求用人工气胸疗法进行治疗。医生告知这种疗法比较危险。但是白求恩一再坚持，疗养院最终同意了他的请求。1927年10月27日，白求恩静静地躺在手术台上，医生把一根空心针轻轻插入他的胸腔，缓缓注入空气，手术按照预定的方案进行。

奇迹发生了！他的咳嗽症状逐渐减轻，体温趋于正常。进而痰液中的结核杆菌检查呈阴性，X光片显示病肺的空洞已经愈合。

1927年12月10日，白求恩痊愈出院。后来，他将改写过的《使徒信条》作为圣诞贺卡一部分，写道："我信健康的身体从病体复活，以及肺结核患者得永久照顾而长生。"回顾这段与病魔斗争的经历，他感慨万千地说："恐惧是幸福最大的破坏者，而多数恐惧是毫无根据的。可以说，人靠希望才能活着……要心情愉快而宁静，遵守规定，坚持同疾病周旋到底。"

由于身患肺结核，白求恩不知道自己能否康复，就在接受人工气胸疗法治疗前，与妻子弗朗西丝离了婚。病愈后，他又与弗朗西丝复婚。

成为著名胸外科医生

1928年1月，病愈后的白求恩去美国纽约雷溪州立早期结核病医院，进修生物化学和细菌学，并致力于研究肺结核的感染问题。3个月后，他返回加拿大魁北克省蒙特利尔市，担任维多利亚皇家医院外科主任和北美著名外科医师爱德华·阿奇博尔德大夫的第一助理，并在那里工作到1932年。其间，白求恩发表了多篇医学论文，如《气泵与人工气胸仪器的新组合》《关于肺部螺旋体病的细菌诊断》《呼吁肺结核患者尽早实施压缩治疗》等，成为北美闻名遐迩的外科医生。1932年3月，白求恩去美国底特律市赫曼·基弗医院临时主持胸外科部。1935年，当选美国胸外科学会会员、理事，同年加入加拿大共产党。

正是这次患病，使白求恩开始致力于研究肺结核感染并成为胸外科专家，也使他更加关注弱势群体，积极倡导社会化医疗。这些经历，都是他来华支援中国人民抗战的前奏。

（执笔：王锦辉）

雪橇犬上演接力营救奇迹

在零下40℃的严寒中，橇夫和雪橇犬迎着猛烈的暴风雪奋力狂奔，这是2019年上映的美国电影《多哥》中的镜头。影片展现了雪橇犬为拯救阿拉斯加州诺姆镇居民的生命，与主人一起运送白喉疫苗的壮举，再现了1925年发生在这个小镇的真实故事。

突如其来的灾难

阿拉斯加是美国面积最大的州，位于美国最北部。这里的冬季漫长而寒冷，降雪量很大，交通非常不便。狗拉雪橇成为当地最常用的交通工具之一。20世纪初，当地掀起淘金热，蜂拥而至的淘金者和矿工们修建起一个个据点用以栖身，诺姆镇就是其中一个据点集聚的地方。

1925年1月，一场巨大的暴风雪笼罩了偏僻的诺姆小镇。通往镇里的航道结了厚厚的冰层，一艘前来的货船被迫返航。镇上的居民得知货船返航，虽然有点失望，倒也没有特别惊慌。

但是，小镇医生韦尔奇却神情凝重。前不久，镇上有很多孩子突然病倒，出现发热、憋气、咳嗽、咽痛、扁桃体肿大等症状。起初，他认为是扁桃体炎。随着几个孩子不幸离世，他开始怀疑这是可怕的传染病——白喉。

白喉是由白喉杆菌引起的一种急性呼吸道传染病，主要传染对象是儿童，被称为"儿童杀手"。要想保住患者的生命，必须尽快注射白喉血清，而当时诺姆镇医院缺少这些药品。小镇方面早已给阿拉斯加地区政府发去电报，请求运送一批白喉血清过来，以备不时之需。没想到这场暴风雪阻断了航路。

大胆的抢运计划

韦尔奇医生推算，如果两周内找不到足够的白喉血清，不仅患病的孩子会失去生命，镇上的正常人也将面临被传染的风险。一旦疫情失控，后果不堪设想。诺姆镇政府立即向附近小镇求援，而那些小镇也没有足够的药品。最终，从距离诺姆镇约1000英里的安格雷奇市传来好消息——那里的一家医院有治疗白喉的血清！

如何将救命的药品送到诺姆镇呢？进入漫长的冬季，阿拉斯加州仅有的两架飞机已经停飞入库，重要的零件也被拆下来进行维修，靠飞机运输显然是行不通了。诺姆镇没有公路，唯一运输货物的通道就是比较狭窄的邮路，冬天只有雪橇犬才能通行。

经过激烈讨论，镇里决定，由火车将药品运到距离诺姆镇最近的尼纳纳镇火车站，然后由技术高超的橇夫驾着雪橇将药品运回。

这中间有一个不可忽视的问题。按照正常速度，狗拉雪橇从尼纳纳镇出发到诺姆镇，大约需要13天才能完成，而抗毒素血清只有6天的保质期。小镇居民能否躲过一劫，完全取决于雪橇队能否在6天里赶回来，而这几乎是不可能完成的任务。

就在大家犹豫不决之际，白喉疫情却在诺姆镇加速蔓延开来。为了自救，人们最后决定把运输路线进行区域划分，从尼纳纳镇火车站启程，由20支雪橇队接力完成任务。诺姆镇提前向沿途各地发去电报，人们知道了诺姆镇的紧急情况，纷纷向这些橇夫和雪橇犬敞开大门，尽力为他们提供帮助。

与时间赛跑的接力营救

1925年1月27日，阿拉斯加州乃至美国历史上一次与时间赛跑的狗拉雪橇接力传递开始了。

第一位橇夫顶着狂风和暴风雪，先驾着雪橇犬赶往火车站取药，拼尽全力到达交接处后，早已等候的橇夫接过药品，带着雪橇犬继续疾驰……

最艰难的路程是穿越被冰封的海湾——诺顿湾。橇夫和雪橇犬经过这段冰路时，面临冰层随时开裂而掉入海中的危险。为了和白喉这个死神抢时间，在经过断裂的冰面时，橇夫做出了一个大胆的决定，将领头犬抛到浮冰的对面，凭借它的力量将整支队伍拖过冰缝。雪橇队成功穿越诺顿湾后，继续冒着暴风雪翻越了海拔1500米的小麦金利山。因为极度疲劳，雪橇犬一只接一只地倒下……

第五天，雪橇队和外界突然失去了联系。焦急等待中的诺姆镇人，心里更加忐忑不安。盼望着，盼望着，2月1日凌晨五点半，一只雪橇犬终于从黑暗中出现了！就这样，20位橇夫和150只雪橇犬经过5天多艰苦卓绝的拼搏，在暴风雪中跑完了约700英里的路程。最后一位橇夫将雪橇稳稳地停在诺姆镇医院，小镇居民有救了！

雪橇犬成功运输白喉血清的事迹很快传到华盛顿。当时，美国参议院正在召开会议。有的议员提议，为其中的雪橇犬巴尔特塑造一尊雕像，得到全体议员一致赞成。第二年3月，巴尔特的雕像在纽约中央公园落成。

为了纪念这次壮举，1973年至今，阿拉斯加州每年沿用当年跑过的路线，举行一次从安格雷奇至诺姆镇的狗拉雪橇比赛，这就是艾迪特罗雪橇犬大赛。比赛线路几乎穿越了半个阿拉斯加州，成为世界上距离最长的雪橇犬比赛。

（执笔：王锦辉）

青霉素的发明者弗莱明

青霉素是人类发明的第一种抗生素，曾与原子弹、雷达并称"第二次世界大战期间的三大发明"。它的发明，使人类与疾病的斗争进入一个全新的时代，为增进人类的健康做出巨大贡献。青霉素的发明者——英国细菌学家亚历山大·弗莱明因此而名垂青史。

无心插柳的重大发现

弗莱明，1881年出生于英国苏格兰的一个普通家庭。1901年，他考入著名的伦敦大学圣玛丽医学院，毕业后留校工作，协助导师莱特进行细菌学研究。

1928年夏天，伦敦的天气非常闷热，圣玛丽医学院破例放了暑假。已晋升为细菌学教授的弗莱明没有收拾实验台上杂乱无章的器皿，就仓促去海滨度假了。

9月初，天气渐凉，弗莱明结束了度假。他跨进离开多日的实验室，小心翼翼地取出一个个培养葡萄球菌的器皿。当取到第五个时，弗莱明突然惊奇地叫了起来："糟了，长霉菌了！"

此前，弗莱明曾从患者病灶的脓液中提取了被他称为"金妖精"的葡萄球菌，放在盛有培养基的玻璃器皿中培养。"金妖精"可使人生疖、长痈、患骨髓炎，还能引起食物中毒，很难对付。培养它，就是为了找到杀死它的方法。此时，繁殖起来的"金妖精"密密麻麻地出现在培养基上。弗莱明突然发现，玻璃器皿里有一个地方出现了绿色的霉菌，并向器皿四周蔓延，所以惊叫起来。培养液一旦受到污染而发霉，就不能再用来做实验了，通常的做法是把它们一倒了之。但弗莱明没有这样做，他要看看是哪种霉菌在捣乱。

弗莱明拿起培养皿仔细观察。对着亮光，发现了一个奇特的现象：在青绿色的霉菌周围出现一圈透明环——原来生长旺盛的"金妖精"不见了！弗莱明意识到，这里可能出现了某种了不起的东西。他兴奋地从培养皿中刮出一点儿霉菌，放在显微镜下仔细观察，并给这种青绿色霉菌起名叫青霉菌。

弗莱明继续在培养液中繁殖了更多青霉菌，然后把过滤后的培养液滴到"金妖精"中。奇迹出现了，几小时之内，"金妖精"全部死亡。他又把培养液稀释1/2、1/4……直到1/800，分别滴到"金妖精"中。结果，"金妖精"也全部死亡。通过进一步研究，他发现，这是由于青霉菌分泌出一种能够杀死葡萄球菌或阻止葡萄球菌生长的物质所致，这种物质被称为青霉素。

艰难坎坷地继续实验

弗莱明激动地想，如果把这种青霉素开发成药物，就能救治更多的病人了。但是这需要满足几个条件：第一，要培养出足够多的霉汁；第二，霉汁里除了青霉素，肯定还有很多杂质，必须提纯里面的有效部分；第三，要用动物实验证明青霉素的杀菌功效，且对人安全，才可以考虑在人身上试验。

进入这一阶段，弗莱明科学研究的步伐明显踉跄起来。他善于培养细菌，但不擅长培养霉菌，也不擅长提纯，更不懂化学分析。弗莱明只好找了一位生物化学专业的进修生当助手，让他培养大量青霉菌，从里面提纯青霉素。

提纯的过程并不顺利，他们提取到的青霉素浓度总是不高，难以起到很好的杀菌效果。另外还发现了新的问题：青霉素的活性极其不稳定，如果放在室温下，没几天，青霉素的杀菌能力就会大部分消失；如果将这种青霉素通过静脉注射注入动物血液，30分钟之后，进行采样测试，就几乎测不到青霉素了。更让弗莱明懊恼的是，青霉素需要大约4个小时才能看到杀菌效果，这么长时间，致病菌岂不是都已经深入体内了？

当时，无论是青霉素的提纯，还是活性的保持，弗莱明都无法解决。此后，他不再试图用青霉素治疗疾病，而是把青霉素当作一种实验制剂，坚持不断培养，保持活的菌种。

1932年，弗莱明发表了第二篇跟青霉素有关的论文，但内容不是谈青霉素的杀菌效果，而是专门介绍这种提取物对流感嗜血杆菌的选择性培养功效。从那以后，他彻底放下青霉素，没有再碰这个课题。

接力研究终成正果

直到1940年，英国病理学家弗洛里和德国化学家钱恩合作，在弗莱明的研究基础上，深入研究青霉素的性质和化学结构，解决了青霉素的提纯和稳定性问题，青霉素才开始被生产和应用。

1942年6月，一位叫伦波特的流感患者住进圣玛丽医院，很快就出现了脑膜炎症状。弗莱明使用磺胺药治疗了3个星期，依旧没有控制住病情。

他想，也许青霉素可以发挥作用，于是向弗洛里求助。弗洛里立刻带上手头所有的青霉素，赶到圣玛丽医院，教会弗莱明具体的使用方法。

弗莱明开始给伦波特静脉注射青霉素，每两小时一次，连续7天。但伦波特的脑膜炎症状依旧没有减轻。

这时弗莱明断定：青霉素不能从血液进入颅腔。他马上给弗洛里打电话，谈了自己的猜测，认为必须做腰椎穿刺，把青霉素直接注射进椎管。弗洛里说自己从来没有给人试过椎管内给药。弗莱明放下电话，回到病房，发现伦波特情况十分严重，意识模糊，伴随抽搐和呕吐，这种情况如果不加以控制，有可能几个小时之内就会死亡。而做椎管内注射，是他存活下来的唯一希望。这是生与死的抉择，弗莱明当即果断给伦波特做了腰椎穿刺，将青霉素注射进伦波特的椎管，然后密切观察。奇迹出现了，伦波特没有出现不良反应，脑膜炎症状也有了明显好转。于是在接下来的7天里，弗莱明又做了4次椎管注射。

一周之后，伦波特所有症状消失，验血正常。9月8日，伦波特完全康复，自己步行出院。青霉素的功效开始被媒体广为宣传。

1943年10月，美国军方和弗洛里签订了首批青霉素生产合同，救治了大量伤员。第二次世界大战后，青霉素得到了更广泛的应用，拯救了成千上万人的生命。因这项伟大发明，弗莱明和弗洛里、钱恩共同获得了1945年的诺贝尔生理学或医学奖。

（执笔：丁洁）

小儿麻痹症的两个克星

1916年，脊髓灰质炎疫情在美国纽约第一次大暴发，感染超过2.7万人，其中大多数是儿童。此后，该病在20世纪频繁暴发，1952年是迄今为止疫情最严重的一年，仅美国感染病例就多达5.8万人，3145人死亡。这让第二次世界大战后原本繁荣发展的美国惶惶不安，每个家庭无不担心自己的小孩被这个幽灵般的病毒袭击。直到沙克和沙宾研制的疫苗出现，人类才开启了预防脊髓灰质炎的成功之门。

沙克的注射疫苗

沙克出生在纽约一个俄裔德系犹太移民家庭。1939年，他从纽约大学医学院获得医学博士学位后，在密歇根大学从事细菌学研究。他的第一个任务是受密歇根的一个军队委托，研发流感疫苗。在导师弗朗西斯的帮助下，沙克分离出一种流感病毒毒株，并依据灭活疫苗在体内建立免疫力的原理，成功研制出新的流感疫苗，被军队基地广泛应用。

这项工作很快引起美国国家小儿麻痹症基金会的注意，基金会开始资助沙克研究脊髓灰质炎疫苗。经过几年的研发，沙克终于在1953年率先研制出能对抗3种不同病毒毒株的脊髓灰质炎疫苗，后称沙克疫苗。

疫苗研制成功后，首先在猴子身上试用并取得了成功，然后再开始进行人体试验。受试者是来自沃森国际研究所的脊髓灰质炎患者和一些未患脊髓灰质炎的志愿者。志愿者包括沙克自己、他的妻子和孩子，以及他所在实验室的研究人员。所有的受试者在接种后都没有出现不良反应。

1954年，宾夕法尼亚州匹兹堡的阿森纳小学与华生儿童之家开始进行疫苗试验，之后在全国进行了一场大规模的试验工作。在美国的44个州中，先后共有大约180万名儿童受试。测试中约有40万名儿童接受了一次以上的疫苗注射；另有20万名儿童接受由培养基制成的安慰剂注射；对照组则是由120万名未接受疫苗注射的儿童构成，研究过程是观察他们是否受到脊髓灰质炎的感染。1955年4月12日发表的实验结果显示，沙克疫苗安全有效。随后疫苗开始在全美推广使用。20世纪50年代的小儿麻痹症大流行，因沙克疫苗的研制成功而得到控制。

沙克疫苗的最大优点是安全，因为它是灭活病毒，也就是人们常说的死疫苗，不会造成感染，更不会引起小儿麻痹后遗症。除了儿童，还可以给成人，包括孕妇或有免疫障碍的人接种，几乎没有使用的禁忌。但它的缺点是费用较高，必须使用注射方式，而且要注射3次以上才有预防的效果，如果要长久免疫，还须定期追加接种。

沙宾的口服疫苗

沙克疫苗获得了空前成功，但当时学术界的一些专家仍旧对此持怀疑态度，其中一位就是沙宾。

沙宾，出生于俄罗斯表韦斯道克（现属波兰），1921年与家人移居美国。他毕业于纽约大学医学院，很早就致力于研究脊髓灰质炎病毒。

沙宾坚持认为，唯有减弱型的活病毒才能给人体提供持久的免疫力，因此继续研发活病毒疫苗。他将脊髓灰质炎病毒植入猴子的肾脏中培养，一代又一代，直到筛选出不能致病的毒株，最后得到口服的减毒活疫苗，即沙宾疫苗。第一批沙宾疫苗于1956年进行初步人体试验，获得成功。由于美国本土的儿童多已接种了沙克疫苗，因此沙宾疫苗的大规模临床试验是在非洲及苏联进行的。到1960年7月，超过1500万的苏联儿童服用了沙宾疫苗。

沙宾疫苗的优点是采用口服方式，使用方便，预防效果好并持久。更神奇的是，它可以由接种疫苗后的幼童粪便散布给未接种的人，使他们获得间接接种的效果。但因为它是由减毒的活性病毒制成，因此难免会有疫苗致病的风险，而孕妇以及免疫能力受损、发高烧、接受肾上腺皮质激素或抗癌药物治疗者，都不能接种此疫苗。

1960年8月，美国卫生署署长建议批准使用沙宾疫苗。1961年，沙宾口服疫苗上市，进一步扩大了免疫接种，加速了小儿麻痹症灭绝的进程。沙宾的研究小组也因此获得1965年诺贝尔生理学或医学奖。到1968年，沙宾疫苗已完全取代沙克疫苗。

反复的较量

在小儿麻痹症横行的20世纪五六十年代，每年从数以万计的发病量降至几百例，沙宾疫苗功不可没。但它本身潜在的风险没有引起人们的重视。到了1969年至1983年间，美国210个小儿麻痹症病例中，有99个被推测是由疫苗造成的，疫苗本身的风险才凸显出来。美国在全面使用沙宾疫苗30多年之后，从2000年起，新生儿脊髓灰质炎疫苗的接种又开始使用改良型的沙克疫苗，或是先行接种沙克疫苗，有抵抗力之后，再服用沙宾疫苗。

无论是沙克疫苗还是沙宾疫苗，它们的出现都使脊髓灰质炎疫情得到了有效控制，发病率逐年下降。世界卫生组织也因此将脊髓灰质炎定为继天花之后要彻底消灭的又一目标。

（执笔：丁洁）

冷战时期美苏合作灭天花

天花作为历史上让人闻风丧胆的烈性传染病之一，数千年间曾导致无数人间惨剧。自18世纪末琴纳找到预防天花的有力武器——牛痘疫苗后，人类才燃起消灭天花的希望。但经过多年的斗争，一直到20世纪初，天花也没有被消灭。人们逐渐意识到，单凭一个人、一个国家的努力，还不足以消灭这个严重危害人类的疾病，必须通过国际合作，各国政府共同参与，才有可能战胜这一宿敌。然而，在一个较长的时间里，控制与消灭天花的提议，并没有在国际上达成共识。

苏联发起全球倡议

1919年，列宁颁布了一项公共卫生方面的法令，规定苏俄所有人必须强制注射天花疫苗。在这样的集中动员下，到1930年，苏联天花感染人数从1920年的12.6万人快速下降到3800人。1936年，苏联政府宣布在国内消灭了天花。

苏联短时间内战胜天花病毒的成功经验，促使苏联卫生部副部长、流行病学家维克多·日丹诺夫提出一个大胆的设想——在全球范围内消灭这种传染病。这个想法也得到苏联高层的认可，并希望将苏联战胜天花的成功经验作为社会主义建设的伟大成就向全世界宣传。

但是，第二次世界大战的爆发，打乱了苏联的设想。世界其他国家忙于战争，根本无暇顾及消灭天花的任务。特别是二战后，美国和苏联为了争夺世界霸主地位，两国及其盟国展开了数十年的争斗，进入"冷战"时期。

直到1958年5月，苏联代表团才首次派出日丹诺夫参加世界卫生组织大会。日丹诺夫在大会上的演讲，一开始就引用了美国杰斐逊总统写给牛痘接种法发明者琴纳的信：您从人类苦难日历中撕掉了那最痛苦的一页。您现在可以欣慰地想到：人类永远铭记您的功绩；我们的后代只会从历史书上知道曾经有过这么一种可恶的病叫天花，但被您制服消灭掉了。他进而提出，病毒是不分国界传播的，没有国家能在传染病全球传播的时代独善其身。应该在全球范围内发动一次消灭天花的行动，以期彻底根除这种古老而致命的疾病。日丹诺夫富有激情的演讲成功说服了世界卫生组织的成员国。

苏联随后向世卫组织捐赠2500万剂牛痘疫苗，古巴也赠送了200万剂。世卫组织备受鼓舞，终于在1959年第十二次世卫大会上通过"根除天花规划"这一决议，全球消灭天花的战役正式打响。就在那一年，还有17亿人，约占全球59%的人口生活在天花疫区。

犹豫的美国不再犹豫

但在此后相当长时间,"根除天花规划"这一项目进展非常缓慢。一方面是由于之前在全球范围内消灭钩虫病、黄热病以及疟疾的计划相继失败,各国政府和医学家对于在全球范围内根除任何一种传染病都心存疑虑。另一方面,在美苏对抗的国际格局下,美国对苏联发起的倡议兴趣寡淡,不愿意投入资金和人力。

1962年,原本已消灭天花的英国传出惊人的消息:5名外国人把天花病毒带入英国,随后有25人死于天花。该事件为美国敲响警钟。美国公共健康协会公开建议,美国在消灭传染病时应优先考虑在全球范围内消灭天花:"我们不得不面对的惨淡事实是,我们还从未彻底根除某一项传染性疾病。如能通过自身努力,哪怕只有一次,证明我们有能力消灭一种传染病,也将成为人类的荣耀。天花项目正符合这样的要求。"

身陷越战泥淖的美国也希望通过在公共卫生领域展开国际合作,改善自身形象,因此开始对消灭天花产生兴趣。美国总统林登·约翰逊1965年正式表态,将对全球消灭天花提供大量资金和技术支持,誓言项目启动后"十年内消灭天花"。至此美苏两个超级大国达成一致。

通力合作根除天花

有了充足的资金和人力保障,1967年,世界卫生组织正式启动"根除天花加强规划",由美国流行病学家唐纳德·亨德森领导,全球消灭天花的第二场战役正式打响。

亨德森来到日内瓦后，在接下来的10年里，不停往返于日内瓦和遥远的天花重灾区——获取资金；协调各个国家，包括处于冷战对立面的苏联；并影响了数以万计的实地工作者，带他们走进一个个被贫穷、天灾、政治动荡和战争折磨的国家。

这场战役总共花费了大约3亿美元，采用了一种称为环形接种法的战略。这个战略归功于美国流行病学家威廉·福吉。世卫组织没有试图给每个人接种疫苗，而是先定位天花患者，隔离他们，为所有与其接触过的人接种疫苗，然后再对与这些人接触过的所有人接种疫苗。

另一方面，天花战役受益于有效的疫苗，它被巧妙地重组成一种可以抵御热带环境高温的冷冻干燥形态。接种时会使用一根尖锐的分叉铁针，这让非专业人员也可以轻松使用。天花的特性也为这项行动提供了方便：病人的疮使感染者很好辨认，而且天花并没有动物携带者或传输途径。

得益于美苏合作以及各国医务工作者的辛苦付出，1977年10月26日，发生在索马里的最后一例天花病例被消灭。此后，经过两年的特别搜寻，世界范围内再没有发现天花。1980年5月8日，世界卫生大会宣布根除天花的全球目标已经实现。

（执笔：丁洁）

南斯拉夫举国抗天花

18世纪70年代，英国科学家琴纳发明并推广的牛痘疫苗，大大遏制了天花病毒的发作，降低了患病的死亡率。20世纪50年代，世界卫生组织发动全球对天花进行最后的决战，广泛接种天花疫苗，成效显著。到20世纪70年代初，人们普遍认为天花这种烈性传染病已经在欧洲消失。然而1972年初，南斯拉夫突然出现天花感染病例，由于医院初期诊断疏忽，导致疫情蔓延。随后南斯拉夫政府实施封城和大规模接种天花疫苗等措施，终于战胜了这场瘟疫。

被遗忘的天花

1972年初的一天，南斯拉夫科索沃省一个名叫拉蒂夫的教师，突然发烧，浑身难受。他去医院检查，医生们采用青霉素给予治疗，但没有任何效果，拉蒂夫依旧高烧不退。医生只好让他住院观察。

住院后，拉蒂夫开始出疹子。最初，医生只是怀疑他对抗生素有过敏反应。所有能试的药物都用了，拉蒂夫的病情一直没有好转。

医生们绞尽脑汁想着各种治疗方案，但从没有怀疑这是一种传染病，所以拉蒂夫没有被隔离，与医务人员和室友的交流也没有受到任何限制。

后来，医院只好以不明原因的皮肤病为由，将拉蒂夫送往首都贝尔格莱德中央医院。然而3天后，拉蒂夫死于内出血和过敏性休克。这依然没有引起医生的高度警觉。根据当地习俗，拉蒂夫的遗体被亲戚运回家乡掩埋。似乎一切都结束了，但人们不知道的是，一场劫难才刚刚开始……

葬礼过后一段时间，死者的侄女和出席丧礼仪式的一对夫妇相继出现了与拉蒂夫类似的症状。紧接着，与拉蒂夫同住一室的病友、为拉蒂夫做治疗和检查的医护人员都出现了同样的症状。医生们终于意识到这个疾病的非同寻常，赶紧发出警报。经过反复的研究，专家们确定，这就是销声匿迹多年的可怕传染病——天花。

迅速扩散的疫情

南斯拉夫自1930年之后就一直没有天花感染病例了，那么消失已久的天花是怎么复活的呢？当时，中东暴发了大规模的天花疫情，专家预测很可能是某个去过中东的人带回南斯拉夫的。

经过一系列排查，终于锁定了一个人：易卜拉欣·霍蒂。1972年2月，他曾去中东朝圣。

对于中东的天花疫情，南斯拉夫卫生部一直处于戒备状态，只允许接种了疫苗并持有免疫证明的人前往中东地区。易卜拉欣懒得去南斯拉夫联邦下的马其顿首都斯科普里进行疫苗接种，就借用别人的免疫证明去了中东，游览了麦加和麦地那，还参观了当地的不少寺庙。

易卜拉欣回乡后，不仅给村民们讲述了朝圣的故事，还给人们带了许多礼物。在来看望他的朋友中，其中一个就是拉蒂夫。

10天后，回到家的拉蒂夫生病了……

拉蒂夫死亡之前，直接感染了38人，其中包括9名医生和护士。他离世后没几天，科索沃省出现天花疫情，感染者约140人。与此同时，首都贝尔格莱德的疫情也迅速扩散开来。奇怪的是，"零号病人"——易卜拉欣却幸存了下来：他稍作锻炼就康复了。

举国抗疫赢得胜利

面对首都贝尔格莱德和科索沃省突如其来的天花疫情，南斯拉夫迅速行动起来。3月16日，政府下达全国戒严令，封锁疫情村庄和居民区，设置路障，禁止举行公众集会，关闭边界以及禁止所有非必要的出行。政府将天花感染者集中安置在隔离医院治疗，同时挨家挨户排查出了可能接触过天花病毒的1万人，将他们安置在征用的旅馆和酒店内，由军队专门负责隔离警卫工作。

疫情期间，南斯拉夫还积极寻求国际社会的帮助，邀请致力于根除天花的美国流行病学家唐纳德·亨德森和唐·弗朗西斯等人前来帮助抗击疫情。4月初，在世界卫生组织的帮助下，南斯拉夫政府在全国实施大规模天花疫苗接种行动，两周时间内，全国1800万人几乎全部接种了天花疫苗。

封城、感染者隔离治疗、接触者酒店隔离、关闭边界、全民接种疫苗……这些措施成功阻断了病毒的传播，天花病毒逐渐败下阵来。到5月中旬，新增感染者多日保持为零，天花病毒的传播被彻底遏制住了。

南斯拉夫政府在充分评估国内防疫形势后开始逐步解除禁令，民众重新恢复正常生活。至5月底，南斯拉夫完全战胜了这场天花疫情。由于政府行动迅速，抗疫举措得当，全国只有173人感染天花病毒，其中死亡36人。南斯拉夫的抗疫举措受到国际社会的称赞，一些西方媒体也称颂是南斯拉夫拯救了欧洲。为了纪念抗疫成功，1982年南斯拉夫拍摄了一部名为《天花》的电影，讲述的就是这次抗击天花疫情的故事。

（执笔：丁洁）

埃博拉病毒之谜

1976年，一种不知名的恶性传染病在扎伊尔（今刚果民主共和国）和苏丹暴发，人类与它之间的生死对抗由此开始了。

扎伊尔的怪病之痛

位于扎伊尔北部巴姆巴地区的雅布库村庄是疫情的暴发地。1976年9月，当地一家教会医院收治了一位名叫马波罗·洛克拉的教师。

医务人员根据患者头痛、发烧的症状，怀疑是疟疾，就给他注射了抗生素、氯醛和维生素。可没过两天，病人的眼球变得血红，病情明显加重。接着，他的嘴巴、鼻子、眼睛、耳朵、肛门等身上的每一个孔窍开始往外流血，甚至乳头也在出血。震惊！震惊！这种症状从未见过，所有在场的人都被吓坏了，虽然采取了各种急救措施，但均没有效果。

9月8日，这名教师去世了。按照当地风俗，亲属们清洗了死者的遗体。不幸的是，与逝者有密切接触的21人受到感染，其中18人死亡。之前曾为他治疗的医务人员也开始发病。

这到底是什么怪病？这位教师临死前，曾回忆自己参观过肯尼亚和乌干达交界处的基多岩洞，洞里有猴子、蝙蝠等动物出没，地上随处可见动物粪便。他会不会是在这个洞里感染了某种可怕的病毒？他在旅游途中，还买了新鲜的羚羊肉和烤熟的猴子肉，回家后把羚羊肉炖了，却没对猴子肉再做任何处理就吃掉了。吃的肉会不会有问题？另外，这家教会医院长期共用针头，是不是由注射器感染的呢？

疑团尚未解开，更可怕的事情接踵而来。传染病以这家医院为中心，短时间内迅速辐射蔓延至周边50多个村庄，死亡率约90%。大部分病人的症状和那位教师一样：发高烧、身体僵硬、头部剧痛，而且病情在几天内迅速恶化。晚期病人全身孔窍向外渗血，直至死亡。

当有关专家赶到疫区时，这种怪病却奇迹般地消失了。经过电子显微镜检测病人的血液样本，研究人员确认这是一种由病毒感染引发的传染病。病毒形状像长长的纤维丝，一端绕成一个"索扣"，有点像中国古代的"如意"，但并不吉祥。它可溶解人体内组织细胞，引起出血和内脏器官坏死，最终导致患者死亡。由于暴发疫病的村庄位于埃博拉河流域，这种病毒被专家命名为埃博拉病毒。

苏丹的类似遭遇

专家们了解到，1976年6月，同样的怪病曾在苏丹南部的努札拉镇暴发，那里位于雅布库村庄东北大约800公里。

当地第一个病人是个男性年轻人，在一家棉纺厂做仓库保管员。1976年6月底，他开始莫名其妙地发烧、头疼，并伴有胸口痛。7月初，开始拉肚子、流鼻血、牙龈出血，紧接着高烧不退，全身疼痛，无法吞咽任何东西，直至眼睛的血管破裂，于7月6日去世。随后，这家棉纺厂的工人接二连三地病倒，症状与那名仓库保管员基本一致。曾与死者临终前有过密切接触的人也纷纷被感染。苏丹的这次疫情共造成284人感染，151人死亡，死亡率约53%。

面对这场严重疫情，世界卫生组织专家组成员、美国病毒学家约瑟夫·麦克科密克决定到苏丹实地调查，探寻传染源究竟在哪里。

经过考察，麦克科密克认为那个棉纺厂有很大嫌疑。这是用砖头和木头搭建的几间房子，周围空地长满了杂草。厂房大部分窗户没有玻璃，有的糊着破纸或钉着木条。房间里光线昏暗，有的房间甚至没有灯泡。空气中还散发着难闻的气味。

麦克科密克仔细观察，发现木质天花板的颜色大多变成灰色甚至黑色，有些地方完全腐朽。根据他的经验，天花板很可能成了蝙蝠窝，是它们排泄的粪便使天花板慢慢变了颜色。天花板腐朽之后，蝙蝠的粪便掉落到地板和棉布上，与尘埃混杂在一起，形成难闻的怪味。

蝙蝠的排泄物会不会传播埃博拉病毒呢？世界卫生组织的专家捕捉了一些蝙蝠进行实验，结果一无所获，在蝙蝠身上找不到埃博拉病毒。

专家还发现，苏丹和扎伊尔虽然几乎同时暴发埃博拉疫情，但两地埃博拉病毒的致病力不大相同，也没有证据表明病毒是从苏丹传过去的。所以，按照疫情暴发地将这两种埃博拉病毒命名为不同亚型——扎伊尔型和苏丹型。

来去无踪的埃博拉病毒

至2013年底，埃博拉病毒又先后在苏丹、刚果、加蓬、乌干达等国，间断性暴发过20多次。2014年2月开始，一场更大规模的埃博拉病毒疫情在西非暴发，先后波及几内亚、利比里亚、塞拉利昂、尼日利亚、塞内加尔、美国、西班牙等国，并从农村蔓延至城市。直到2015年底，这场疫情才基本结束。感染病例达2.8万余人，其中死亡1.1万余人，绝大多数死亡病例集中在利比里亚、塞拉利昂和几内亚三国。

埃博拉病毒有一个特点，就是每当大规模暴发后，病毒很快就销声匿迹了，没有人知道它平时潜伏在何处，也没有人知道每次疫情暴发时，第一个受害者是从哪里感染到病毒的，这是应对埃博拉疫情的最大困难。埃博拉病毒是人类有史以来所知的最可怕的病毒之一，各国科学家一直对蝙蝠及其他鸟类、兽类进行调查研究，试图寻找埃博拉病毒的宿主，但埃博拉病毒的真实身份，至今仍是个不解之谜。

（执笔：王锦辉）

美国明星让艾滋病"闻名于世"

　　艾滋病毒最早发现于非洲。原本非洲地广人稀，这种病没有大规模传播。但是20世纪初，欧洲殖民者开始在非洲建立人口聚集的城市，艾滋病开始传播。1981年，美国疾病与预防控制中心报告了5例艾滋病，这是世界上第一次有关艾滋病的正式记载。当时这5个美国人，要么吸毒，要么是男同性恋，都籍籍无名，因此艾滋病并没有引起公众的重视。直到几个明星感染艾滋病，人们才如梦初醒：这是一种多么可怕的疾病。

警醒世人的影星赫德森之死

　　如果让美国观众投票选出他们心目中的20世纪最佳男影星，洛克·赫德森永远不会被排除在前10名之外。赫德森是20世纪50年代至70年代美国银幕和荧屏上的一道风景。从影片《巨人》《枕边话》到电视系列剧《麦克米兰和妻子》，赫德森征服了挑剔的影评家，也使无数女影迷在他的笑容面前倾倒。人们从不吝啬用最美好的语言来形容他："在10年甚至更长的时间里，赫德森这个名字是男性英俊的同义词。宽阔的肩膀、1.83米的身高、健美的身材、深情的眼睛和洪亮的声音，赫德森的身影是银幕和荧屏的最爱。"

1984年5月15日，赫德森应邀去白宫与里根总统及夫人南希共进午餐。然而，6月5日，赫德森就被医院确诊为艾滋病。得知诊断结果后，他悔恨地说："希望在人们知道我真正病情前，我就得心肌梗死死掉。"无法直面大众的他选择隐瞒病情，继续活跃在演艺圈。私下里，赫德森却十分着急，他四处求药，试图找到有效的治疗方式。

然而当时，治疗艾滋病几乎没有有效的药物。确诊一年后，赫德森的病情迅速恶化。到了1985年7月初，他甚至都无法完成一次简短的演说，以致到语无伦次的地步。7月25日，赫德森不得不委托经纪人痛心地向公众宣布，自己是个同性恋者，已经染上艾滋病，并向影迷致以深深的歉意。

举国哗然！惊愕的人们开始主动了解这一疾病，"艾滋"一时成为当时的热词。

1985年9月19日，美国许多著名的娱乐界人士举行了一场特别的演出，为艾滋病治疗募集资金。赫德森购买了价值1万美元的门票，但是，他的病情已经不允许他前来观看这次演出了。为此，他发来一封电报，上面写道："患有艾滋病，我并不高兴。但是，如果这能对他人有一些帮助的话，我至少可以知道，我自己的不幸对他们而言是有价值的。"

10月2日，赫德森病重去世。

其实美国对于艾滋病的普及宣传，之前已经开展了很多年，但都没有引起公众的注意。赫德森这样一位名人的死让公众开始认识到，艾滋病是一种多么恐怖的疾病。正如传奇影星伊丽莎白·泰勒所说：赫德森是第一个宣布自己患上艾滋病的名人，他使艾滋病成了报纸杂志的头条新闻，他的病震惊了世界。也因此，人们开始关注艾滋病。

赫德森的去世，还警醒了整个西方。各国开始高度重视艾滋病防治。一时间，关于艾滋病研究的经费大大增加，许多富商巨贾也纷纷慷慨解囊，投资治疗艾滋病的科研项目，推动了艾滋病的防治工作。

成功战胜艾滋病的篮球巨星约翰逊

埃尔文·约翰逊是一位颇具传奇色彩的NBA球星，绰号"魔术师"的他缔造了美国湖人王朝的神话，但他不幸染上了艾滋病，被人们当作茶余饭后的谈资。

1991年，约翰逊不满队友帕金斯拿320万美元年薪，而自己的工资才240万美元，要求湖人加薪。湖人老板玩了个花样，以贷款的名义给约翰逊300万美元，但前提是要他先上一份人身保险，做个身体检查。这原本是一次常规检查，结果却让约翰逊近乎崩溃。他被查出体内有艾滋病病毒（HIV阳性）。这对一个事业如日中天的篮球巨星而言，无异于被宣判死刑。

打击是致命的，但约翰逊并没有因此放弃，他选择了退役，想用自己喜欢的方式，过完自己可能已经为数不多的日子。不久，他开始在戴维·霍医师的指导下使用高效抗逆转录病毒联合疗法进行治疗。同时，改变不良的饮食习惯，坚持运动，用更坚强的意志和勇气，努力成为一名正常人……

终于6年后，他的血液中已经完全检测不到HIV病毒了。劫后余生的约翰逊更加努力地生活。今天，约翰逊已经成为一名极具影响力的商人。他拥有的品牌，如星巴克咖啡连锁店和星期五餐厅等久负盛名，并进入中国市场。约翰逊还买下了快餐连锁品牌富客汉堡，并建立了数家剧院，成立了一个制片公司，还拥有湖人队5%的股权。

当然，约翰逊从未放弃自己的"助攻"天赋。他不断出现在电视上和各种宣传活动中，让更多的人了解艾滋病。同时他所成立的约翰逊基金会，为艾滋病防治的社区教育捐赠超过1500万美元。美国洛杉矶艾滋病项目协调人菲尔·威尔逊也是艾滋病病毒携带者，他说："约翰逊是个英雄，因为他并没有在声明之后就从我们中间走开。"

（执笔：丁洁）

21世纪首次流感大流行

墨西哥，美洲大陆印第安人古文化中心之一，西临太平洋，东临加勒比海，怀抱墨西哥湾……每年夏季，正是其旅游旺季。然而，2009年初夏，首都墨西哥城却俨然成了一座"空城"：商店、酒店纷纷歇业，学校停课，地铁和公交里空空荡荡。墨西哥究竟发生了什么？

神秘病毒悄然来袭

2009年4月9日，一位名叫阿德拉·玛丽亚·古铁雷斯的女病人被送到墨西哥城瓦哈卡州总医院。患者当时几乎不能呼吸，四肢因缺氧发紫。

其实，早在4月2日，古铁雷斯就感到身体疲倦、发热，她认为只是普通感冒，就服用了一些阿司匹林和抗生素，但病情丝毫没有缓解。

住院后的古铁雷斯病情迅速恶化。X光透视显示，她的肺部严重感染，被医生先后诊断为冠状病毒感染、非典型肺炎。无奈的是，各种治疗手段均不奏效。古铁雷斯于4月13日下午停止心跳，留下了超过3厘米厚的医疗档案。

医院方面察觉到古铁雷斯的病情有些蹊跷，就选取了一些她的病理组织样本做检测。结果显示，这是一种复杂的新型流感病毒。

与此同时，墨西哥陆续收到多例类似的病例报告，美国加利福尼亚州也传来发现这种病毒的消息。古铁雷斯死后第三天，墨西哥官方发出流行病预警。

在大家的高度关注下，专家们开始把目光集中投向一个名叫拉格洛利亚的村庄。拉格洛利亚村坐落于墨西哥韦拉克鲁斯州的高山地区，距离首都墨西哥城约200公里。早在2009年3月，就有数百名村民出现类似流感的症状：呼吸困难、高烧不退、全身胀痛，不少人被诊断为急性呼吸道感染，其中包括一位名叫埃德加·埃尔南德斯的5岁男孩。当时，流行病专家并没有发现什么异常，认为这不过是一种比较严重的季节性感冒。

4月初，专家对该村村民进行咽拭子取样。结果发现，只有埃尔南德斯感染上了"神秘病毒"，其他人均为常规流感。奇怪的是，埃尔南德斯发病后，只进行了简单治疗，一个星期左右便退热了，因此被墨西哥人称为"奇迹男孩"。

锁定新型流感病原

在对这种新型病毒追根溯源的过程中，拉格洛利亚村的村民开始怀疑罪魁祸首是附近的养猪场。村庄附近有多家养猪场，养猪场条件简陋，大多数未遵守卫生规定，甚至没有安装过滤网，随处堆放的猪粪污染了地下水源。于是，专家对猪进行采样，结果发现这些猪并没有染病。那么，这种新型流感病毒来源于哪里呢？

2009年4月21日，墨西哥将病毒样本送往加拿大国家微生物实验室和美国疾病预防控制中心寻求帮助。经检测，古铁雷斯和埃尔南德斯感染的病毒亚型是甲型H1N1。

这种病毒在显微镜下，像一只穿着盔甲的小刺猬。它罕见地包含4种基因：两种猪流感，一种禽流感，一种人流感。与季节性流感一样，病毒主要通过呼吸道传播，也通过口腔、鼻腔、眼睛等处黏膜直接或间接接触传播。患者感染后会出现发烧、咳嗽、肌肉疼痛、呕吐、腹泻等症状。

为什么称为甲型H1N1？这是因为，流感病毒分为甲、乙、丙三个类型。其中，甲型病毒常引起流感暴发流行；乙型病毒常引起区域性流行；丙型病毒引起的流感一般呈散发状态，较少引起流行。在电子显微镜下观察流感病毒，可以看到病毒表面有一种被称为糖蛋白的物质，这些糖蛋白主要有血细胞凝集素（简称H）和神经氨酸酶（简称N）两种。迄今为止，已经发现了18种H和11种N，分别用H1-H18以及N1-N11命名。甲型H1N1的命名即由此而来。

甲型H1N1全球大流行

在几乎毫无防备的情况下，新型流感病毒从北美洲的角落如风暴般在全球蔓延开来。2009年4月27日，欧洲首例甲型H1N1流感病例出现在西班牙，28日传播到亚洲的韩国和大洋洲的新西兰。

5月4日，南美洲的哥伦比亚出现首例确诊病例，6月2日，非洲的埃及也被波及。这样，除了无定居居民的南极洲，其他六大洲全部"沦陷"。

法新社称之为"杀手"，路透社评价它"前所未有的危险"，美联社说这场流感是"致命怪病"。世界卫生组织则认为它"堪比第二次非典"，于是将这场疫情定位为"国际关注的突发公共卫生事件"，这是该组织有史以来第一次确定的公共卫生应急事件。到了6月，世界卫生组织将全球甲型H1N1流感的警戒级别提升至最高的6级。

这次大流感在世界范围内持续蔓延了1年多，波及200多个国家和地区，最终导致至少1.8万余人死亡。直到2010年8月10日，世界卫生组织才宣布疫情大流行结束。

随着流感病毒在自然界不断演变和重组，未来人类还将面临新的公共卫生威胁。这是我们从中获得的警示。

（执笔：王锦辉）

与时俱进的抗疫"武器"

疫情之下，一些医疗物品变得紧俏起来。尤其在2020年史无前例的疫情蔓延之际，口罩、防护服、人工肺、温度计等医疗用品及设备，成为打赢疫情战的有利"武器"。

从黑长袍到白大褂

现在我们都知道，防护服是一线医务工作者的必要防护装备，可以双向保护医护人员和病人。实际上，人类对于防护服的认识，经历了一个历史发展过程，这个过程与人们的卫生观念息息相关。

中世纪，人们对基本卫生防护缺乏了解。原本最应注重卫生的外科手术实在可怕，均为无麻醉、无消毒、无防护措施的"三无"手术操作，术后死亡率高达80%。即便16世纪欧洲抵御黑死病时出现的"鸟嘴服"，实际防护效果也并不理想，仍有大量病人和医生染疫身亡。

当时欧洲外科医生为病人进行手术时，习惯穿着黑色长袍或西装外套，因为"黑色可以隐藏肮脏的污秽"。为避免衣服被病人的鲜血弄脏，有些医生干脆穿上屠夫的围裙。当时，医生满是血污的外套还被看作是拥有丰富手术经验的标志，满是脓渍的陈年绷带居然被认为是"促进伤口愈合的最佳良方"。

这种情况一直持续到19世纪。法国微生物学家巴斯德于1864年提出"微生物致病理论"。受该理论启发，一位名叫约瑟夫·李斯特的英国外科医生，发现皮肤完好的骨折病人往往不容易被葡萄球菌感染，于是在1865年首次提出缺乏消毒是术后感染的主要原因。他认为手术前，医疗器械必须要消毒，医生不但要洗手更应穿消过毒的干净衣物。与黑色衣物容易藏污纳垢不同，白色衣物更能直观地显示被污染的程度。李斯特所在医院采取他的建议后，术后死亡率迅速下降至15%。

但是，李斯特的改革并未得到同行们的认可。宗教人士和保守势力反对不说，很多医生也心生反感，李斯特主张用石炭酸消毒，这种刺激性化学药品对医生和病人的皮肤都会带来损伤，由此手术消毒的推广更是举步维艰。

当时一些关于外科手术的摄影、绘画作品，反映了手术改革的艰难。"美国绘画之父"托马斯·埃金斯以擅长创作写实主义油画著称。他在观摩著名医生塞缪尔·格罗斯的一次公开手术后，于1875年创作出著名油画《格罗斯医师的临床课》。在这幅画中，格罗斯和他的助手们仍然穿着西服外套，没有佩戴口罩、帽子和手套，医生没有任何防护的手上沾满病人的血迹，使用过和没使用的手术器械杂乱地混在一起。

时隔14年后，托马斯·埃金斯于1889年创作的另一幅油画《阿格纽医生的临床课》，显示美国医生已接纳了李斯特的建议，油画里的医生乃至护士都穿上白色隔离衣，负责手术器械管理的护士还戴上了头套。由此可见，防护服是伴随着人们的卫生防护观念同步成长起来的。

从气温计到额温枪

人类很早就认识到体温与健康存在关联。古希腊时代，"西医之父"希波克拉底就记录称"那些高烧不退的人最终死掉了"。但当时的普遍观念认为，发烧是一种疾病而不是疾病带来的症状，因此医生一直试图"治疗"发烧。

早在1593年，意大利科学家伽利略根据"热胀冷缩"原理制作出世界上第一支气体温度计。100多年之后，德国迁居荷兰的仪器制造商华伦海特发现，水银对温度变化的反应很快。利用水银的这个特性，华伦海特于1714年成功设计出世界上第一支水银温度计，并确立了华氏温标，即至今仍沿用的华氏温度计。1745年，瑞典的摄尔西乌斯发明制作了另一种温度设置的水银温度计，即至今仍沿用的摄氏温度计。1984年，芬兰的一位医疗器械设计师又发明了更为方便快捷的电子体温计。

1991年，美国圣地亚哥Diatek公司成功研制新型红外体温枪。相比之前的电子体温计，这种新产品应用了美国航空航天局（NASA）的天体红外探测技术，通过红外线传感器监测人体释放的能量以进行体温测量。继圣地亚哥公司的新型红外体温枪之后，以红外线传感技术为基础，操作更便捷的现代额温枪等体温测量仪开始应用于世。

从"铁肺"到人工肺

人工肺的基本作用是依靠外部动力维持人体呼吸功能。从这个意义上说，20世纪20年代末出现的"铁肺"可算作人工肺的前身。患者躺在密闭金属容器内，通过改变容器内部压力，拉动空气进出患者肺部以持续呼吸。这种装置在20世纪四五十年代曾得到大规模使用，当时脊髓灰质炎在全球各地流行，导致许多重症患者全身瘫痪，以致呼吸麻痹，只能依靠"铁肺"维持生命。但躺在"铁肺"中的体验实在太糟糕，随着现代呼吸机的发展以及气管插管等技术的广泛使用，它逐渐被淘汰了。

现代意义上的人工肺不仅能维持患者呼吸，还能维持血液循环，一定程度上替代患者的心肺功能，这显然不是"铁肺"这种简单机械能承担的任务。

最早的人工肺是美国心脏外科专家约翰·吉本发明的体外循环机。1930年，一名妇女在手术时因肺动脉栓塞导致缺氧死亡。目睹整个过程的吉本深受刺激，决心发明能替代心肺功能的设备。然而吉本的这个设想，涉及氧气如何有效溶入血液、怎么防止血栓进入血管等无数难题，被人们讽为"凡尔纳式的幻想"，认为只适合存在于科学幻想小说里。

面对外界的冷嘲热讽，吉本始终坚守自己的梦想，用了整整23年，克服种种困难，研制体外循环机。1953年，他首次成功利用体外循环机实施了心脏修补手术。手术中，在心肺功能完全被替代的情况下，一名18岁的女大学生借助体外循环机，维持了45分钟的心跳和29分钟的呼吸。坚持梦想20余年的吉本，终于实现了凡尔纳式的科学幻想。可惜的是，接下来的三次手术都遭遇失败，遭受严重打击的吉本再也没做过此类手术。

心灰意冷的吉本将体外循环机技术毫无保留地分享给另一位心脏外科专家柯克林。柯克林在吉本体外循环机技术的基础上反复改进，于1958年发展出安全可靠的体外循环措施。从此，体外循环技术在全球得到推广，原本用于心脏手术室的体外循环机，如今也成为重症监护室的"救命神器"。

（执笔：武凌君）

参考资料

CANKAO ZILIAO

一、图书类

常白、韩星著:《非典型历史: 人类与瘟疫抗争的故事》, 经济管理出版社2004年版。

陈界、王恒伟主编:《SARS引出的历史——从雅典瘟疫到SARS》, 吉林人民出版社2004年版。

陈旭著:《明代瘟疫与明代社会》, 西南财经大学出版社2016年版。

邓铁涛主编:《中国防疫史》, 广西科学技术出版社2006年版。

管成学、赵骥民主编:《中国博物学的无冕之王: 李时珍的故事》, 吉林科学技术出版社2012年版。

管成学、赵骥民主编:《中华医圣: 张仲景的故事》, 吉林科学技术出版社2012年版。

高丹编著:《灾难的历史》, 哈尔滨出版社2017年版。

龚胜生编著:《中国三千年疫灾史料汇编》, 齐鲁书社2017

年版。

洪涛、王健伟著：《战胜瘟疫——诺贝尔奖百年鉴》，上海科技教育出版社2002年版。

黄文雄著：《中国瘟疫史》，前卫出版社2005年版。

韩毅著：《宋代瘟疫的流行与防治》，商务印书馆2015年版。

韩毅著：《瘟疫来了：宋朝如何应对流行病》，中州古籍出版社2017年版。

胡永华主编：《流行病学史话》，北京大学医学出版社2017年版。

江永红著：《中国疫苗百年纪实》，人民出版社2020年版。

李洪河著：《新中国的疫病流行与社会应对（1949—1959）》，中共党史出版社2007年版。

李建中编著：《世纪大疫情》，学林出版社2004年版。

梁峻等主编：《古今中外大疫启示录》，人民出版社2003年版。

赖文、李永宸著：《岭南瘟疫史》，广东人民出版社2004年版。

刘滴川著：《大瘟疫：病毒、毁灭和帝国的抗争》，天地出版社2019年版。

刘屹松著：《罗斯福大传》，华中科技大学出版社2019年版。

桑林等著：《瘟疫：文明的代价》，广东经济出版社2003年版。

佘志超等编著：《人类历史上的十大瘟疫》，金盾出版社2003年版。

武斌著：《人类瘟疫的历史与文化》，吉林人民出版社2003年版。

武斌著：《记疫：祈祷、隔离与共生》，广东人民出版社2020

年版。

吴晓煜编著:《瘟疫纵横谈》,中国科学技术出版社2004年版。

魏健编著:《改变人类社会的二十种瘟疫》,经济日报出版社2003年版。

文迈编著:《瘟疫大流行》,少年儿童出版社2008年版。

吴昌华编:《自然科学发展史话》,辽宁科学技术出版社2018年版。

王秀莲主编:《古今瘟疫与中医防治——千余年华北疫情与中医防治研究》,中国中医药出版社2010年版。

王哲著:《国士无双伍连德》,世界知识出版社2020年版。

王作良著:《葛洪》,陕西师范大学出版社2017年版。

欣正人编著:《瘟疫与文明》,山西人民出版社2004年版。

徐焰著:《战争与瘟疫》,人民出版社2014年版。

肖水源、刘爱忠主编:《瘟疫的历史》,湖南科学技术出版社2004年版。

杨大路编著:《震惊后世的骇人天灾:恐怖大瘟疫》,江西教育出版社2016年版。

杨黎光著:《瘟疫,人类的影子:"非典"溯源》,广东高等教育出版社2004年版。

于德源著:《北京灾害史》(上、下),同心出版社2008年版。

余凤高著:《瘟疫的文化史》,新星出版社2005年版。

余新忠等著:《瘟疫下的社会拯救——中国近世重大疫情与社会反应研究》,中国书店2004年版。

余新忠著:《清代江南的瘟疫与社会:一项医疗社会史的研究》,

北京师范大学出版社2014年版。

张剑光著:《三千年疫情》，江西高校出版社1998年版。

张剑光著:《中国抗疫简史》，新华出版社2020年版。

张剑光等著:《人类抗疫全记录》，华东师范大学出版社2003年版。

赵致真著:《播火录》，北京出版集团北京出版社2018年版。

甄橙主编:《走进神奇医学》，北京大学医学出版社2005年版。

中国科学技术馆编:《征服瘟疫之路——人类与传染病斗争科学历程》，河北科学技术出版社2003年版。

中国中医研究院编:《中医药防治非典型肺炎SARS研究　中国疫病史鉴》，中医古籍出版社2003年版。

[古希腊]修昔底德著；谢德风译:《伯罗奔尼撒战争史》，商务印书馆2018年版。

[美]斯蒂芬·约翰逊著；熊亭玉译:《死亡地图：伦敦瘟疫如何重塑今天的城市和世界》，电子工业出版社2017年版。

[美]约瑟夫·P.伯恩著；王晨译:《黑死病》，上海社会科学院出版社2013年版。

[美]霍华德·马凯尔著；罗尘译:《瘟疫的故事：瘟疫改变人类命运和历史进程的悲惨史话》，上海社会科学院出版社2003年版。

[美]约翰·M.巴里著；钟扬、赵佳媛、刘念译:《大流感：最致命瘟疫的史诗》，上海科技教育出版社2018年版。

[美]唐纳德·霍普金斯著；沈跃明、蒋广宁译:《天国之花：瘟疫的文化史》，上海人民出版社2005年版。

[美]劳里·加勒特著；杨岐鸣、杨宁译:《逼近的瘟疫》，生

活·读书·新知三联书店2017年版。

[美] JOHN R. WATT（华璋）著；叶南译：《悬壶济乱世——医疗改革者如何于战乱与疫情中建立起中国现代医疗卫生体系（1928—1945）》，复旦大学出版社2015年版。

[美]威廉·麦克尼尔著；余新忠、毕会成译：《瘟疫与人》，中信出版社2018年版。

[英]丹尼尔·笛福著；许志强译：《瘟疫年纪事》，上海译文出版社2013年版。

[法]加缪著；周行之译：《瘟疫　黑死病》，志文出版社1979年版。

[法]让-弗朗索瓦·萨吕佐著；宋碧珺译：《疫苗的史诗：从天花之猖到疫苗之殇》，中国社会科学出版社2019年版。

[德]阿·伊格纳图斯著；齐树仁译：《罗伯特·科赫——细菌学之父》，科学普及出版社1981年版。

[波]耶日·勃罗什凯维奇著；施国威、陆鸣权译：《肖邦的故事》，人民音乐出版社1982年版。

二、期刊报纸类

《人民日报》《光明日报》《解放日报》《求是》《人民代表报》《人民政协报》《学习时报》《中国人事科学报》《科技日报》《参考消息》《环球时报》《文摘报》《北京日报》《北京晚报》《北京青年报》《党史信息报》《大众日报》《文汇报》《联合时报》《民主与法制时报》《中华读书报》《科普时报》《健康报》《民国日报》《云南日报》

《山西晚报》《青岛晚报》《西宁晚报》《档案天地》《环球》《科学启蒙》《科学24小时》《人民文摘》等。

后记

HOUJI

为总结历史经验教训，发挥史志工作资政育人功能，中共北京市委党史研究室、北京市地方志编纂委员会办公室围绕古今中外人类历史上的主要疫情，编写完成《战疫　人类历史上的悲壮记忆》。

本书编写工作在室务会领导下有序开展，室主任李良统筹策划。第三研究处承担具体写作任务，分工如下：前言由董斌撰写；"国内篇"主要由董斌、武凌君编写，"国外篇"主要由王锦辉、丁洁编写；武凌君负责出版联络工作，杨华锋参与后期校对。

本书编写得到国家卫生健康委员会、中央党史和文献研究院、中国中医科学院中国医史文献研究所、北京大学医史学研究中心、北京市疾病预防和控制中心等单位有关专家的大力支持和帮助。李良、张恒彬、陈志楣、刘岳、运子微、张瑞恒、甄橙、赵致真、吴文清、沈路涛、孙翊、陈坚、赵小卫、范登生、沙志亮、刘久平、于虹、邓春富、杨宝红、王晓方、魏晔玲、李翠玲、王琳、李步前、马彦、邓瑛、唐耀武、邰启生、陈立泉、孙培源、焦淑芳、于伟平、张英聘、徐飞、孟伟、孟庆晓、马相东、魏新等同志参与审稿工作。北京出版集团北京人民出版社副总编辑吕克农、本书责编单明明等同志付出了大量辛勤劳动。

编写过程中，我们参阅了许多研究成果和文献资料。在此，对作者一并表示感谢。

由于时间仓促，加之编者水平有限，本书难免会有纰漏或不足之处，敬请读者批评指正。

编者

2020年7月